Absolute Qi Fitness

Meridian Dehnungsübungen für ultimative Fitness, Leistung und Gesundheit

Von

I0430149

SifuWilliam Lee

Autor der Amazon Bestseller

Heilende Qi Meditation

Auftanken mit 5 Minuten Chi-Übungen

T.A.E. Total Attack Elimination

Und

5-Minute Stress Management

Danksagungen

Sifu William Lee

An meine Schüler und Freunde. Für eure selbstlose Hilfe.

Besonderer Dank gilt jenen, welche die Verwandlung der Seminare in dieses praktische Format gefordert, Fragen gestellt und geholfen haben.

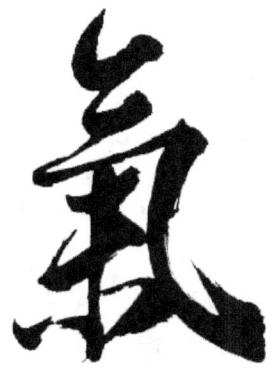

INHALTSVERZEICHNIS:

Absolute Qi Fitness

Einführung:

Warum Absolute Qi Fitness?

Heutzutage ist es leicht durch die Fülle an Informationen über Fitness, Sport und gesunde Lebensführung, die uns täglich an den Kopf geworfen wird, überfordert zu sein. Viele Experten (gute und schlechte) bieten ihre Methoden und Meinungen in einem ständigen Wettkampf eher gegeneinander als für das Wohl des Körpers an. Viele der Programme werden mit Unterstützung der Medien fast unwiderstehlich gemacht. Die Traumkörper der Models und glänzenden Werbeplakate schreien förmlich:

"Kauf mich! Mit mir wirst du innerhalb weniger Wochen fit und gesund!"

"Gib dein Geld für dieses unglaublich wichtige Produkt aus und dein Körper verwandelt sich wie von alleine in eine perfekte Fitness-Maschine!"

Es ist leicht, sich von solchen Flüssen mitreißen zu lassen, die Fitness, Stärke und eine positive Ausstrahlung in kürzester Zeit versprechen, da sie uns täglich, ja fast ständig umgeben.

Daher finde ich es fair, richtig und wichtig Sie zu warnen:

- Dieses Buch hat mit solchen (zumeist falschen) Versprechungen nichts zu tun
- Sie müssen auch keinen Cent mehr ausgeben als Sie es schon getan haben. Sie brauchen nur etwas Zeit und Konzentration
- Wenn Sie 4 bis 6 Mal pro Woche ungefähr 18 Minuten Zeit haben, werden Sie fit und gesund sein
- Eine Garantie für einen sexy Look gibt es bei uns leider nicht ☺

Echte Gesundheit Kommt von Innen

Ich finde es erschreckend (und Sie teilen diese Meinung wahrscheinlich) wie viele Menschen durch Versprechungen von Gesundheit und Fitness fehlgeleitet sind. Sie wissen wahrscheinlich schon, dass ein Großteil der Fitnessindustrie mächtigen industriellen Lobbys gehört, die Millionen unterschiedlicher Pulver,

Shakes und Pillen unter verschiedenen Namen verkaufen. Viele dieser Industrien haben außerdem Anteile an Magazinen und Webseiten, die das Image und die Methoden weiter promoten. Einige der leeren Versprechen klingen in etwa so:

- Fitness kommt aus den Muskeln
- Wenn Sie keinen Waschbrettbauch haben, oder aussehen wie die Menschen auf Postern, sind Sie nicht fit
- Große Muskeln = Stärke und Gesundheit
- Sie **brauchen** unbedingt diese oder jene magische Pille, ein bestimmtes Pulver oder Produkt, um fit – und sexy – zu sein.

Ich könnte mich stundenlang darüber aufregen, aber das wäre Zeitverschwendung. Wir können die Welt nicht verändern, nur uns selbst. Erlauben Sie mir nur noch eine Anmerkung. All diese fehlgeleiteten Nachrichten und fast alle dieser Programme können wie folgt zusammengefasst werden:

"Fitness und Gesundheit entstehen durch und hängen von Faktoren der Umwelt ab."

Falsch, falsch, FALSCH! Und gefährlich für jeden, der an solche Dinge glaubt.

Wissen Sie, ich habe kein Problem damit, dass die Manager aus der Fitness Industrie reicher und reicher werden, wenn es das ist was sie gern machen möchten. Was mich stört, ist die endlose Welle der Versprechungen und Illusionen, die erfolgreich an Menschen verkauft werden. Glauben Sie mir wenn ich Ihnen sage:

Die meisten heutigen Herangehensweisen an Sport und Fitness sind nicht wirklich gesund!

Warum ist das so?

Kurz gesagt, weil sie auf den Kreislauf und die Muskeln des Körpers abzielen!

Was ist das Problem daran?

Es gibt einige Probleme mit diesem Ansatz. Unsere Gesundheit ist nicht NUR von Herz, Lunge und Muskeln abhängig. Das gesunde Funktionieren aller Organe des Körpers (Nieren, Gallenblase, Blase, Magen, Darm usw.) versorgen uns in direkter Art und Weise mit gesunder Energie. Wenn diese Organe nicht gesund sind, kann auch das Antrainieren von mehr Muskelmasse uns nicht gesünder machen. Folglich bedeutet wenig Energie auch einen ständigen Kampf gegen Krankheiten. So kann Gesundheit nicht erreicht werden, vor allem nicht langfristig.

Eine andere Möglichkeit dieses Prinzip zu erklären ergibt sich aus der traditionellen Kunst des Qi Gong. Die Übungen, die in diesem Werk gezeigt werden zielen darauf ab, einen starken Energiefluss zu erreichen und aufrecht zu erhalten und einen starken Energiefluss in unseren Körpern herzustellen.*

Wenn unsere internen Organe wieder richtig funktionieren und gesund sind (unterstützt von einer Menge Qi Energie und Blutkreislauf), können wir die Vorteile absoluter Gesundheit und Fitness in allen unserer elf Systeme genießen:

Kreislauf, Verdauung, Hormonsystem, Lymphknoten, Immunsystem, Muskeln, Nervensystem, Reproduktion, Atemapparat, Knochen und

Harnsystem.

Ohne einen gesunden Körper von innen machen Fitness, Wellness, Massagen oder sonstige Behandlungen von außen keinen Sinn. Ich hoffe, dass Sie diese Meinung mit mir teilen. Wenn Sie dies tun und diese Worte bei Ihnen Gehör gefunden haben, wird Ihnen der Rest dieses Buches sicher gut gefallen.

Probieren geht über Studieren

Bei echten Werten geht es nicht darum was jemand sagt oder schreibt. Es sind (und waren immer schon) die Ergebnisse die zählen. In meiner Erfahrung erfordern die Anforderungen des heutigen Lebens einen Ansatz der so praktisch und effizient wie möglich ist. Neben den bereits erklärten Unterschieden ist Effizienz die wichtigste Qualität der Qi Fitness Übungen, die ich in diesem Buch erkläre. Wie ich es auch in meinen Seminaren und Unterrichtsstunden mache, ist dieses Buch auf Effizienz und Umsetzbarkeit innerhalb eines Prozesses hin optimiert. Mein Ziel ist hier, wie auch schon in meinen vorangehenden Büchern, nicht das Lehren von Theorien, sondern das Beibringen praktischer und umsetzbarer Übungen. Sie bekommen ein Werkzeug, das Sie zu jeder Zeit effizient anwenden können. Wenn Sie sich dazu entscheiden es zu verwenden, können Sie dieselben Ergebnisse erreichen wie tausende anderer Übender – fast ohne etwas dagegen tun zu können. Das System ist einfach aber kraftvoll und Menschen die ihm folgen, können relativ schnell eine

Veränderung feststellen. Das kann ich
Ihnen versprechen!

Warnung: Wenn Sie dieses Buch
lesen und auf lange, ‚tiefgehende'
Beschreibungen und Analysen von Qi,
Meridianen, Philosophie oder Metaphysik
hoffen oder Sie sich von Theorien
unterhalten lassen wollen, habe ich
schlechte Nachrichten für Sie. Dieses Buch
kann solche Erwartungen nicht erfüllen.

Wenn Sie allerdings starke und
praktische Übungen erlernen möchten,
welche die unten aufgelisteten Vorteile
bieten, gibt es gute Nachrichten. Mit
diesem Buch kann im Grunde jeder
(unabhängig von Alter, Körper,
Einstellung, Herkunft, Geschlecht usw.)
alle Übungen schnell erlernen und
anwenden, ganz ohne irgendwelches
Zubehör. Wenn dies Ihr Ziel ist, lesen Sie
definitiv das richtige Buch. Ich erkläre
ganz ohne Umschweife nur die nötigen
Inhalte, die Sie brauchen, um die Übungen
korrekt auszuführen und die Vorteile
daraus zu ziehen.

Wenn Sie irgendwelche der
folgenden Bedürfnisse oder Symptome

kennen, haben oder erleiden, kann dieses Buch Ihnen definitiv helfen und hoffentlich die Frage beantworten, ob Sie dieses Buch brauchen:

- Fehlende Energie
- Kopfschmerzen
- Konzentrationsprobleme
- Körperliches Schwächegefühl
- Mentales Schwächegefühl
- Bedürfnis nach einem Energieschub
- Verbesserung der sportlichen Leistung
- Verbesserung der professionellen Arbeitsleistung
- Diätergebnisse verbessern
- Ergebnisse der Entgiftung verbessern
- Chronische Schmerzen lindern
- Allergien
- Leben ohne Schmerzmittel und/oder schwere Medikamente nicht genießen können
- Hoher oder niedriger Blutdruck
- Verdauungsprobleme
- Heilung nach Krankheit oder Operation beschleunigen
- Chronisches Erschöpfungsgefühl vermeiden

- Libido und Sexualtrieb verbessern
- (Weitere Vorteile werden im nächsten Kapitel erläutert)

Alle, die Auftanken mit 5 Minuten Chi Übungen gelesen haben, erkennen diese Liste der Vorteile. Alle (außer dem letzten) befinden sich auch auf jener Liste. Was ist also der Unterschied zwischen diesen beiden Programmen?

Um dies besser erläutern zu können brauche ich etwas mehr Platz, ich werde diese Erklärung also auf das folgende Kapitel verschieben.

„Auftanken mit 5 Minuten Chi-Übungen" – "Absolute Qi Fitness": Unterschied

Die kurze Antwort: Es sind zwei völlig voneinander getrennte Programme. Beide funktionieren auf ihre Weise gut und helfen den Menschen, die sie anwenden. Wie der Unterschied zwischen zwei elektrischen Rasierapparaten. Einer ist für die Nutzung zu Haue gedacht, hat unterschiedliche Programme und Einstellungsmöglichkeiten, während ein anderer, kleinerer zum Reisen gedacht ist und etwas weniger Funktionalität, aber höhere Mobilität bietet. Beide sind qualitativ hochwertig, der eine schafft jedoch in kurzer Zeit mehr, der andere ist leicht zu transportieren, muss aber für dasselbe Ergebnis häufiger eingesetzt werden.

Die Methoden aus meinem ersten Buch Auftanken mit 5 Minuten Chi-Übungen sind sehr effektiv. Sie müssen die eine Methode aber nicht kennen, um von der anderen zu profitieren. Sie können Ihre eigenen Schlüsse ziehen während Sie die Kommentare der Leserinnen und Leser auf der Amazon Seite ansehen. Einige mögen verwirrt darüber sein, dass ich ein ‚neues' Buch veröffentliche, da die meisten Menschen, welche die leichten Übungen der anderen Methode täglich anwenden sich an den schnellen Schub an starker Energie gewöhnt haben.

Natürlich sind die 5 Minuten Chi Übungen nicht die einzigen Heilmethoden in meinem Repertoire. Der Grund dafür ist leicht zu verstehen. Das Auftanken mit 5

Minuten Chi Übungen macht genau das was es verspricht: es gibt Ihnen einen Schub an Energie innerhalb weniger Stunden oder Tage. Von da an erhöht sich die Energie der fleißigen und disziplinierten Praktiker nur noch. In meinem ersten Buch wollte ich das kürzeste und schnellste Programm anbieten, damit die Leser schnellstmöglich Ergebnisse sehen können. Allerdings möchten einige Menschen darüber hinausgehen und wünschen sich tiefergehende, langanhaltendere Ergebnisse. Das ist ganz normal.

Es ist immer wieder interessant E-Mails von Lesern zu bekommen. Die Sorgen der Leser überschneiden sich oft mit denen meiner Schüler, die mir in meinen 24 Jahren als Lehrer begegnet sind. Ich freue mich sehr über die vielen Reaktionen die ich zu meinem ersten Amazon Kindle Buch erhalten habe! Das Feedback vieler Leser gleicht fast haargenau dem, was Besucher meiner Seminare sagen, nachdem sie die Übungen einige Zeit lang angewendet haben.

Zum Beispiel:

*„...Mir gefällt das Auftanken-
Programm. Ich ziehe daraus (soundso
einen) Vorteil. Wenn ich allerdings vergesse,
die Übungen auszuführen, kommen die
Probleme schnell zurück. Gibt es
irgendetwas mit einem länger anhaltenden
Effekt?"*

- *„Ich fühle mich viel besser, aber ich will
mehr. Meine gesundheitlichen Probleme
scheinen tiefergreifende Ursachen zu haben.
Können Sie uns etwas ‚stärkeres' zeigen?..."*

- *„In Ihrem Buch und in Ihrer E-Mail reden
Sie von Hilfe die noch stärker ist und uns
noch besser helfen kann. Wo kann ich mehr
darüber erfahren?"*

Diese Fragen tauchen in
unterschiedlichen Formen auf, abhängig
von den bestehenden Problemen oder
Zielen der Schüler. Vor einigen Jahren
habe ich einen 18-seitigen Brief erhalten,
der im Grunde nur eine sehr detaillierte
Ausführung einer dieser Fragen
beinhaltete. Meine Antwort war und ist
auch heute noch die folgende:

Meine Antwort ist: „Ja", aber Sie

müssen Ihren Verstand einsetzen.
Niemand kann sofortige, ‚magische'
Lösungen für Probleme erwarten, die Sie
schon seit Jahren oder sogar Jahrzehnten
beschäftigen. Genau wie ich es meine
Schüler lehre lade ich auch Sie ein, die
Kraft und Wirksamkeit der traditionellen
Kunst des Qi Gong besser kennenzulernen.
Dieses Buch gibt Ihnen einen Einstieg in
vollständige Qi Gong Übungen, die schon
seit tausenden von Jahren vielen
Menschen helfen – das steht außer Frage.
Auch Sie werden davon profitieren, wenn
Sie die Übungen korrekt ausführen. Die
Lernkurve ist kurz, im Normalfall dauert
sie ein bis zwei Wochen an. Sie werden
allerdings Zeit brauchen um die Übungen
durchzuführen – mehr als nur 5 Minuten.
Keine Sorge, die Übungen dauern nicht
ewig! Wenn Sie die Übungen beherrschen,
können Sie ein ganzes Set innerhalb von
15 bis 20 Minuten durchführen und es
gibt keinen Grund, mehr als ein Set am
Stück zu machen.

Wie Sie in späteren Kapiteln sehen
werden ist das Absolute Qi Fitness
Programm relativ einfach in der
Durchführung und leicht zu lernen. Diese
Routine beeinflußt jeden Energiekanal des

Körpers und kann Ergebnisse erzielen, welche mit Auftanken mit 5 Minuten Chi-Übungen von den meisten Menschen nicht erreicht werden können. Der größte Unterschied oder weitere Vorteile der Absoluten Qi Fitneß Übungen sind:

- Direkte und starke Wirkung an der Ursache gesundheitlicher Probleme
- Größere Stärke des Immunsystems
- Länger andauernde Effekte für den Körper

Einfach gesagt sind diese Absolute Qi Fitness Übungen grundlegender und haben einen länger andauernden Effekt. Die einfachen Übungen aus dem Auftanken-Programm setzen auf das Stimulieren von Druckpunkten und das Generieren eines starken Flusses der Lebensenergie. Absolute Qi Fitness macht dasselbe, behandelt aber alle vorhandenen Meridiane und Druckpunkte des Körpers. Die eine Methode ist nicht besser als die andere – es sind einfach zwei Programme die dasselbe Ziel verfolgen aber einen anderen Ansatz wählen. Beide können Ihnen helfen und beide können Sie heilen. Wenn Sie weitere gesundheitliche Probleme haben oder wenn Sie Schwäche, Krankheit,

Konzentrationsprobleme, Müdigkeit, Kopfschmerzen (oder andere Symptome von der Liste) vermeiden möchten, empfehle ich Ihnen definitiv dieses Programm. Wenn Sie nur schnell Energie tanken möchten, können Sie auch die Methoden aus dem vorangehenden Buch anwenden.

Kurze Einführung

Dies mag wie unnötige Theorie aussehen, das ist es aber nicht – versprochen! In diesem kurzen Kapitel erzähle ich Ihnen in wenigen Worten etwas zur Herkunft dieser Methoden. Ich möchte außerdem eine interessante Parallele zeigen die mir aufgefallen ist und von der ich glaube, dass sie einen großen Anteil an der Kraft des Systems hat. Ich habe schon häufig sehr lange und eher langweilige Erklärungen zu diesem Thema gelesen, nur um an die nützlichen Informationen oder wissenschaftlichen Beweise dieser Methoden zu gelangen. Ich fasse diese Erkenntnisse hier zusammen, damit Sie sich das Wälzen etlicher Fachbücher ersparen können und direkt eine Antwort auf die folgende Frage bekommen: Warum haben diese Übungen einen so starken positiven Effekt?

Wir wissen alle, dass die Menschen heutzutage aufgrund einer ungesunden Lebensweise eine Vielzahl von Krankheiten und gesundheitlichen Problemen (chronische Schmerzen, Erkrankungen, Kopfschmerz, Stress) erleiden. Ein Großteil der arbeitenden

Bevölkerung klagt über fehlende Energie und einen mangelnden Fokus. Vor ungefähr 1500 Jahren hat der ‚Gründer‘ dieser Übungen genau dieselben Probleme erfahren, als er diese effektiven und effizienten Methoden entwickelte. Ohne zu sehr in Details zu versinken bringt diese kurze Geschichte etwas Licht ins Dunkel der Mythen und Legenden.

Ungefähr 500 n. Chr. reiste ein buddhistischer Mönch von Indien in die Kanton Provinz in China. Dieser Mönch war in keiner Weise gewöhnlich. Er war der dritte Sohn des Tamil Kalawa, dem König von Kanchipurnam, zu jener Zeit einer der größten und reichsten Regionen Indiens. Bevor er in seinen späten Dreißigern das Gelübde ablegte um sein Leben als Mönch aufzunehmen, hatte der Prinz von Kanchipurnam die Gelegenheit, von den besten Lehrern seiner Zeit unterrichtet zu werden. Obwohl er dazu auserwählt war den Thron zu besteigen, hatte der Prinz so die Gelegenheit, die Geheimnisse von Atharva und Ayurveda zu lernen und zu meistern. Da er sich immer mehr für die spirituelle Fortentwicklung zu interessieren begann, lehnte Bodhidharma eine politische

Karriere ab und ging nach China, um dort seine Lehren zu predigen.

Auf seinen Reisen durch die Kanton Provinz besuchte er einen ursprünglichen Shaolin Tempel (nicht die modernen Shaolin aus Shows und den Medien), der hoch in den Bergregionen und von der Öffentlichkeit abgeschirmt lag. Er hoffte, hier auf gute Bedingungen für seine geplanten Predigten zum Buddhismus zu stoßen. Die Realität auf die er hier stieß sah jedoch anders aus. Die Mönche die er vorfand waren rein und hingebungsvoll, jedoch hatten sie die 'illusorischen' Teile des Lebens vernachlässigt, sodass ihre Körper in schlechter Verfassung waren. Während der Meditation schliefen sie häufig aus Müdigkeit ein und aus diesem Grund konnten sie ihre täglichen Ziele und Pflichten nicht erreichen (*kommt Ihnen das bekannt vor?*). Seine Beobachtungen des Klosters mit seinen unnötigen gesundheitlichen Problemen (Kopfschmerzen, chronische Schmerzen) versetzten ihm Sorgenstiche.

Daher folgerte er:

"Ich kann auf keinen Fall Menschen spirituelles Wissen lehren, die sich in einer solchen körperlichen Verfassung befinden. Sie müssen zuerst heilen und lernen gesund zu bleiben. Dann können sie Kampfkünste lernen und Stärke aufbauen. Erst dann kann ich ihnen die absolute Wahrheit näherbringen..."

Und genau nach diesem Schema verliefen die nächsten 37 Jahre in dem Shaolin Tempel. Bodhidarma konnte nicht nur die Gesundheit, Energie, das Abwehrsystem und alle anderen Bereiche des Körpers verbessern. Er schaffte es den Ort so umzugestalten, dass Shaolin zu einem berühmten Zentrum für Buddhismus wurde, welches sich in ganz China einen Namen machen konnte.

Es gibt einige weitere (geschichtlich belegte) Fakten die für Sie interessant sein könnten. Die Lehren der Bodhidarma, der Mönche des Shaolin Klosters blieben bestehen und konnten sogar weiterentwickelt werden ohne dabei ein einziges Quäntchen an Effektivität zu verlieren. Durch Hingabe gegenüber Bodhidarma und den Lehren von Buddha

konnten die Mönche im Shaolin Tempel
außerdem einige fortgeschrittene
Kampfkunstsysteme entwickeln.

Zusammenfassend bleibt zu sagen,
dass die Menschheit ohne Bodhidarma die
Übungen der Akupunktur, und
Akupressur, sowie Systeme wie Tai Chi,
Qigong, aber auch traditionelle
chinesische Medizin (zumindest die
meisten Teilbereiche), sowie die Kultur,
die sich aus traditionellen Kampfkünsten
entwickelt hat, nicht erhalten hätte. Aus
Bodhidarmas Übungen heraus konnten
die Mönche viele unterschiedliche
Kampfkünste erlernen wie Wu-Shu, Pa-
Kua, Choi Lee Foot, sowie die fünf
traditionellen chinesischen Kung Fu
Stilarten. Aber genug der Geschichten.
Was ich Ihnen hier beibringe, hängt nicht
von irgendwelchem Theoriewissen ab. Ich
glaube trotzdem, dass es wichtig ist auch
die Ursprünge eines Systems zu kennen
und zu verstehen, damit es seine ganze
Kraft entfalten kann.

Es überrascht mich (und vielleicht
auch Sie), wie ähnlich die
gesundheitlichen Probleme völlig
unterschiedlicher Lebensweisen, von

1500 Jahren getrennt, sein können. Einige von Ihnen teilen vielleicht den Enthusiasmus dafür, dass dieselben Übungen auch dieselbe Kraft aufweisen, um Krankheiten zu zerstören und den menschlichen Körper zu heilen, egal ob in der heutigen Zeit, oder vor hunderten von Jahren. Es fasziniert mich heute noch genauso wie vor 42 Jahren, als ich mich dafür entschied, die alte Kunst des Qigong, sowie die traditionellen Kampfkünste Chinas zu studieren.

Grundlegende Eigenschaften

Ich möchte mein Versprechen aufrecht erhalten, mich um direkte Ergebnisse und Praxisnähe zu bemühen. Deshalb werden wir uns nun den Übungen etwas genauer widmen. Wie Sie in späteren Kapiteln sehen werden, sind alle Übungen gut beschrieben und mithilfe von Fotos erläutert, daher benötigen sie keine weiteren Erklärung. An dieser Stelle möchte ich Ihre Aufmerksamkeit vielmehr auf die speziellen Charakteristika der ganzen Methode lenken, damit Sie diese besser verstehen können.

Ich bin mir ziemlich sicher, dass die meisten von Ihnen schon eine ungefähre Vorstellung von dem Prinzip der Lebensenergie haben. In unterschiedlichen Kulturen und Traditionen hat die Energie verschiedene Namen für dieselbe Energie, die um uns herum wirkt. Diese Energie durchdringt alles und ist das grundlegende Prinzip aller materiellen Dinge. In der chinesischen Kultur heißt diese Energie oder dieses Prinzip Qi. Obwohl mir klar ist, dass Namen nicht so wichtig sind wie praktische Taten, sollten wir uns auf einen

Namen einigen.

1. UNIVERSELL – FÜR JEDERMANN

Bevor ich Weiteres sage, möchte ich einem Punkt besondere Aufmerksamkeit widmen. Wenn wir in diesem Punkt übereinstimmen, wird dies Ihre Ergebnisse letztlich deutlich verbessern. Begriffe wie ‚lebende Kraft', Lebensenergie, Biofeld, Ki, Prana, Chi oder Qi (der Begriff, den ich in diesem Buch verwende), sind unterschiedliche Namen für dieselbe Kraft, die eine und einzige kosmische Energie, die überall um uns herum präsent ist – in und um unseren Körper. Dies vorausgeschickt ist die erste Eigenschaft des Absoluten Qi Fitness Programms, dass es universell, oder für jedermann geeignet ist.
Also:

- Ganz gleich wo Sie wohnen
- Egal wie alt Sie sind
- Wie viel Geld Sie haben - Ihr Einkommen hat keinen Einfluss auf die Ergebnisse dieses Programms
- Welchen Beruf Sie ausüben, woher Sie

kommen, Ihre Religion, ja sogar Ihr Unglaube sind unwichtig, genau wie
• Ihre vorherige Erfahrung mit ähnlichen Programmen, Tai Chi, Qigong oder ganzheitlicher Medizin

Die Übungen aus der Absoluten Qi Fitness sind für Sie gedacht. Bitte lesen Sie sich noch einmal die Listen hier* und hier* durch. Wenn Sie jedwede gesundheitliche Probleme oder Symptome wiedererkennen können Sie sicher sein, dass diese Übungen die Kraft haben Ihnen zu helfen.

2. – 99 % - EFFEKTIV

Nein, diese Übungen versprechen keinen hundertprozentigen Erfolg. 99% sind aber realistisch, selbst wenn Sie dem nicht zustimmen. Lassen Sie mich erläutern warum. Wenn Sie lernen, diese Übungen richtig und konstant durchführen, sind Sie auf der sicheren Seite, auf der 99%-Seite.

Es gibt nur eine Möglichkeit, wie Sie mit den Absoluten Qi Fitness Übungen scheitern können. Obwohl, eigentlich sind es zwei Möglichkeiten:

Die Erste ist, die Übungen falsch auszuführen und somit nicht den gewünschten Effekt zu erzielen.

Die zweite ist, die Übungen nicht häufig und regelmäßig genug auszuführen.

Leider gibt es Menschen, die - aus welchen Gründen auch immer - ihre guten Vorsätze nicht einhalten können. Ich bin immer traurig wenn ich Schüler sehe die es nicht schaffen, die Vorteile dieses Programms zu nutzen. Wenn ich mit ihnen spreche oder E-Mails schreibe liegt der Grund für ihr Versagen meist schnell auf der Hand: sie konnten nicht die Zeit oder Willenskraft für die 15-20 Minuten für ihre eigene Gesundheit und ihr Wohlbefinden aufbringen. Wie Sie sich vorstellen können ist der Prozentsatz dieser Menschen sehr gering, ich bin jedoch jedes Mal traurig wenn ich sehe, dass Schüler es nicht schaffen, sich in die richtige Richtung zu bewegen, obwohl es so einfach ist.

3. LEICHT / SCHNELL ZU LERNEN

UND ANZUWENDEN

Die Übungen die Sie in den meisten Programmen kennenlernen, werden in der Bewegung ausgeführt. Die Übungen im Absoluten Qi Fitness Programm sind anders. Hier geht es darum, Positionen des Körpers zu halten. Obwohl die Körperhaltung statisch ist bedeutet das nicht, daß sich nichts verändert. In unseren Körpern passieren immense Veränderungen, wenn wir die Übungen ausführen (mehr dazu später). Worauf ich damit hinaus will ist, dass aufgrund der statischen Position des Körpers das ganze System leicht zu lernen und anzuwenden ist. Ich habe diesen Punkt schon weiter oben angesprochen, aber da ich ihn so wichtig finde, möchte ich ihn noch einmal wiederholen:

Lernprozeß: Dies hängt davon ab, wie sorgfältig Sie arbeiten und wie viel Zeit Sie für das Erlernen dieser Übungen aufwenden können. Im Durchschnitt dauert es aber nicht länger als ein bis zwei Wochen,einen vollständigen Satz der Absoluten Qi Fitness Übungen zu erlernen.

<u>Wie Viel Zeit</u>: Obwohl diese Angabe von Person zu Person unterschiedlich ist, brauchen Sie nur 12 bis 18 Minuten um das ganze Programm einmal auszuführen, wenn Sie es richtig gelernt haben und sich an das Absolute Qi Fitness Programm gewöhnt haben. Wie schon gesagt, müssen Sie die Sets nicht wiederholen wie es in anderen Systemen oft nötig ist. Im Fall von schweren gesundheitlichen Problemen ist es für einige Praktizierende allerdings nötig, die Übungen sogar 2-3 Mal pro Tag auszuführen (was für die meisten von Ihnen weder nötig, noch empfehlenswert ist).

Nähere Betrachtung

Um zu erklären warum diese Übungen so gut funktionieren, müssen wir einen Überblick über die Grundlagen traditioneller chinesischer Medizin bekommen. Die ganzheitliche chinesische Medizin (zusammen mit anderen) lehrt, dass es neben dem umfassenden materiellen Körper einen weiteren und noch entscheidenderen Aspekt, der für die richtige Funktion unseres Körpers verantwortlich ist. Dieser subtile Aspekt wird als Energie beschrieben, die durch unseren Körper zirkuliert. Unabhängig vom Namen den wir dafür verwenden fließt diese Lebensenergie durch unseren Körper und verwendet dafür sogenannte Meridiane. Die größten dieser Kanäle des Energieflusses verbinden unsere Hauptorgane und Eingeweide miteinander, Nebenarme zweigen von diesen Kanälen ab und versorgen alle anderen Bereiche unseres Körpers mit Energie. Dieses Netzwerk von Kanälen bildet ein zusammenhängendes System, das den freien Fluss von Energie durch den Körper in Zyklen ermöglicht.

Jeder Meridian ist an eines unserer

Hauptorgane geknüpft. Die störungsfreie und gute Arbeitsweise eines Organes ist direkt von dem gesunden und störungsfreien Fluss der Energie durch diesen Kanal abhängig. Es gibt zwölf Hauptmeridiane, die symmetrisch in beiden Teilen des Körpers verteilt sind. Das Qi (die Lebensenergie) fließt in Zyklen von ungefähr zwei Stunden ein Mal durch den ganzen Körper. Jedes Organ hat eine bestimmte Tageszeit (einen zweistündigen Zyklus), zu welcher alle anderen Energiekanäle seine Funktion unterstützen. Zum Beispiel: der Magen hat seinen bestimmten Zyklus am Morgen, wenn er die wichtigste Mahlzeit des Tages – das Frühstück – verarbeitet. Nachts hat die Leber ihren besonderen Moment, denn zu dieser Zeit ruht der Körper und die Giftstoffe werden gefiltert. Es existieren einige Missverständnisse über die Meridiane und manche kommen von der Lehre von Menschen, die als Meister der jeweiligen Disziplinen wie Akupressur, Akupunktur, Tai Chi, Qigong oder in andere Bereichen bekannt sind. Ich möchte wirklich über niemanden schlecht reden, es ist meiner Meinung nach aber sehr wichtig, dieses weit verbreitete Missverständnis zu beseitigen.

Die Meridiane werden traditionell so dargestellt, dass sie auf der Oberfläche des Körpers verlaufen. Dies war und ist die einzige Möglichkeit, sie auf Bildern anzuzeigen. Das Missverständnis, das ich versuche auszuräumen stammt aus dem Unwissen über die wirkliche Position der Meridiane, die im Körper aus bestimmten Organen entspringen und dann zur Oberfläche hin durch den Körper liegen. Jegliche grafische Präsentation der Energiekanäle deckt diese Aspekte der Meridiane nicht ab, also haben Menschen, die keine primären Quellen verwenden können oft Probleme damit, diesen einfachen aber sehr wichtigen Punkt zu verstehen. Da dieses Missverständnis nun aber ein für alle Mal aus dem Weg geräumt ist, können wir uns sehr gut vorstellen, wie die Energiekanäle aus der Mitte des Körpers zur Oberfläche hin liegen.

Disziplinen wie Akupressur, Reflexologie und Akupunktur verwenden diese ‚Karte der Energiekanäle', um den Energiefluss innerhalb eines bestimmten Meridians zu beeinflussen. Gut geschulte und professionelle Fachmänner haben bei vielen Krankheiten und Störungen große Erfolge erreichen können, denn sie können die Energieströme so manipulieren und beeinflussen, dass die Energie dort hin fließt, wo sie benötigt wird. Im weiteren Sinne machen wir mit den Absoluten Qi Übungen etwas ganz Ähnliches, ohne dabei aber die 10 bis 15 Jahre der Ausbildung und Ausübung chinesischer Medizin voranschicken zu müssen. Wir brauchen keine Nadeln, Kräuter oder Werkzeuge, sondern lediglich 15 Minuten Zeit.

Ein schneller Blick nach ‚Innen'

Wie beeinflussen also diese Übungen den Fluss der Energie? Wie können einfache Übungen die Stärke und Intensität des Energieflusses erhöhen?

Im vorangehenden Kapitel habe ich die richtigen Proportionen und Positionen der Meridiane erläutert. Nun, um zu erklären, worum es in diesen Übungen wirklich geht und wie sie funktionieren, muss ich Sie um noch etwas bitten: Stellen Sie sich bitte einen Meridian von innen vor, als wäre er eine Autobahn. Der Energiekanal ist genau wie eine geschäftige vier- oder sechsspurige Autobahn mit einigen Spuren in die eine, und einigen in die andere Richtung. Hunderttausende ‚Fahrzeuge' reisen in beide Richtungen, hoch und runter, und Sie können die Bremslichter sehen, wenn die ‚Fahrzeuge' im Stau stehen. Jeder Teil des Körpers benötigt eine bestimmte Menge an Energie und die Meridiane sind die Autobahnen, die verwendet werden um diese Energie zu liefern. Kann ich Sie nun fragen was auf dieser Autobahn passiert, wenn eine, zwei oder drei Spuren blockiert sind? Fast jeder hat schon einmal erlebt wie es ist, in einer Schlage von Autos oder Bussen zu stehen und es ist der schlimmste Alptraum für jeden, der schnell von einem Ort zum anderen kommen möchte. Sie kennen das Gefühl bestimmt auch, dass Sie schneller wären, wenn Sie laufen würden.

Blockierte Energiekanäle funktionieren auf dieselbe Art und Weise. Durch den teilweise blockierten Meridian fließt die Energie nur langsam oder unregelmäßig, in jedem Fall weniger stark als nötig. Wenn die blockierten Meridiane nicht schnellstmöglich behandelt werden,

oder diese Blockaden häufig passieren,
entstehen Krankheit und Schmerz. Wenn
ein Kanal vollständig blockiert ist,
entstehen ernsthafte gesundheitliche
Probleme, die sogar zum Tod führen
können. Indem die Übungen ausgeführt
werden, die wir Ihnen in diesem Buch
zeigen, können wir erlernen, wie diese
Blockaden wieder entfernt werden
können. Keine Sorge, Sie müssen dafür
keine bestimmten Meridiane,
Druckpunkte oder sonst etwas
Kompliziertes studieren oder untersuchen.

Ich habe ein weiteres Beispiel für
Sie: Der Prozess funktioniert wie ein
Lichtschalter. Wenn Sie auf den Schalter
drücken und ein Licht zu Hause anmachen,
brauchen Sie nur diese Aktion
auszuführen, um ein Ergebnis zu erhalten.
Sie müssen dafür nicht wissen wie
Elektrizität entsteht, wie sie funktioniert,
wo sie her kommt oder wie sie
gespeichert wird. Sie können das Licht an-
und ausschalten und das so oft wie Sie es
wünschen, sobald Sie den Schalter
gefunden haben. (Kleinkinder tun dies
häufig mit großer Leidenschaft). Erlauben
Sie mir zu sagen, dass wir alle lernen

müssen, wie man das Licht ‚anschaltet'. Blockaden bestimmter Energiekanäle können durch eine Vielzahl von Situationen im Leben entstehen. In diesem Buch geht es nicht um eine bestimmte Krankheit oder Störung, sondern um Gesundheit als Ganzes. Sie können mir glauben oder auch nicht, aber Sie müssen für dieses Programm absolut gar nichts über die Krankheit wissen die Sie plagt. Was Sie allerdings wissen müssen ist, wie Sie die Krankheiten vermeiden und heilen können.

Selbst wenn Sie ohne eine einzige Blockade in Ihrem Körper (fast ein Wunder bei dieser modernen Art zu leben) völlig gesund wären, würde Ihnen das Absolute Qi Fitness Programm helfen. Die Vorteile werden auch Sie erreichen, da das Absolute Qi Fitness Programm sicherstellt, dass der gute Qi Fluss in Ihrem Körper stärker wird und kontinuierlich durch Ihren Körper fließt. Somit können auch Blockaden in der Zukunft vermieden werden.

Die ‚Versteckte Hürde' nehmen

Wie schon im vorangehenden Buch gibt es einige Dinge die zu empfehlen sind um die Resultate in diesem Buch zu verstärken. Die ‚versteckte Hürde', von der in der Überschrift die Rede ist, bringt nichts Kompliziertes mit sich. Allein durch die Erklärung, also die Offenlegung dieser Hürde lässt sich schnell erkennen, wie sie zu lösen ist. Ich muss zugeben, dass die ‚versteckte Hürde' in den meisten traditionellen Schriften nicht bedacht wird – mein Sifu hat mir nichts darüber beigebracht. Dieser Schritt ist wahrscheinlich der einzige, der nicht von den Schriften der großen Meister der Geschichte behandelt wird. Ich erkläre Ihnen sofort, warum das so ist.

Zunächst aber gilt zu klären, was die ‚versteckte Hürde' überhaupt ist. Die Hürde ist kein Hokuspokus und auch nichts Unbekanntes. Die Hürde ist nicht mehr als einfache Bequemlichkeit. Dabei meine ich nicht die im allgemeinen Sprachgebrauch oft als Bequemlichkeit verstandene negative Einstellung. Diese Bequemlichkeit ist versteckt hinter der positiven Fassade von ‚alles ist gut und in

Ordnung'... Ich werde versuchen, dies im Detail ein wenig mehr zu beschreiben, da das Verständnis dieser Bequemlichkeit positive Auswirkungen auf Ihr Leben haben kann, sogar über diese Übungen und die Gesundheit und Fitness hinausgehend.

Wir wissen alle, dass Bequemlichkeit (sowohl die erste, als auch die zweite Definition) kein wünschenswerter Zustand ist, ganz egal was wir uns wünschen oder was wir tun möchten. Wenn Sie regelmäßig versuchen, eine Art von positiver Aktivität auszuüben, kann Bequemlichkeit ein ernstzunehmendes Problem für Erfolg sein. Diese Hürde kann Sie jegliche Vorteile kosten, die Sie durch dieses Programm ansonsten erreichen würden, ganz egal wie viel Kraft und Energie normalerweise aus ihm gezogen werden kann. Deshalb ist die Bequemlichkeit die ‚versteckte Hürde', die vor den Augen der Männer und Frauen verborgen bleibt. Menschen, die das Auftanken mit 5 Minuten Chi-Übungen oder eines meiner anderen Programme ausüben kommen manchmal zu derselben Hürde. Lassen Sie mich erklären wie das passieren kann, damit Sie auf das Problem

entsprechend und zeitnah reagieren
können.

Das ‚Problem' ist, dass die Techniken
aus diesem Programm einfach zu effektiv
für die gewöhnliche Mentalität eines
‚Westlers' sind. Anders gesagt tun sich
Menschen aus westlichen Kulturen, die
mit Materialismus aufgewachsen sind oft
schwer damit, wenn etwas Einfaches
ihnen einen sofortigen Vorteil erbringt.
Jeder, der in der westlichen Kultur
aufgewachsen ist, sieht das als völlig
normal und selbstverständlich – und
damit geht das größte Problem einher:
"Weil es mir schon einen Vorteil
gebracht hat (oder ich schon bekommen
habe, wofür ich bezahlt habe), muss ich
nichts mehr dafür machen!"

Da das Absolute Qi Fitness
Programm schnell die Ergebnisse liefert
die Menschen wollen, hören sie manchmal
aus Bequemlichkeit damit auf, die
Übungen regelmäßig auszuführen. Für
Menschen die in der chinesischen oder
einer traditionellen vedischen Kultur
aufgewachsen sind, ist das kein großes
Problem – Beständigkeit und Disziplin
sind in ihrer Kultur fest verankert. Daher

kommt dieses Problem auch in den
Schriften nicht vor. Die Einstellung des
durchschnittlichen Menschen in der
westlichen Welt ist anders. Wenn wir mit
der Übung beginnen, können wir viele
unterschiedliche Ergebnisse in einer
kurzen Zeitspanne erleben (Linderung
von Schmerz, Gefühl der Frische, mehr
Energie, besseres
Konzentrationsvermögen). Natürlich ist es
das, was wir wollen. Wenn Menschen sich
aber nur auf die unmittelbaren Ergebnisse
konzentrieren anstatt den ganzen Prozess
zu betrachten, kann dies zu dem
ungewollten Problem der Bequemlichkeit
führen.

Verstehen Sie bitte eines: Wenn Sie
das Programm zu früh wieder einstellen,
ist der Qi Fluss nicht vollständig
wiederhergestellt. Die Blockaden Ihrer
Meridiane und unterschiedlicher Teile
Ihres Körpers werden nicht vollständig
entfernt sein. Daher wäre das Absolute Qi
Fitness Programm nicht in der Lage, Ihre
Lebensenergie vollständig zu
regenerieren. Das ist nicht unbedingt ein
großes Problem, besonders dann nicht,
wenn nur leichte gesundheitliche
Probleme vorliegen. Es ist aber auch in

diesem Fall besser, das Programm weiter durchzuführen um sicherzustellen, dass Sie auch langfristige Resultate erreichen. Im Fall von tieferliegenden gesundheitlichen Problemen oder Störungen ist ein zu frühes Aufhören *das Schlimmste* was man machen kann.

Man kann nun aber sagen, dass diese Hürde zumindest nicht mehr versteckt ist. So kann man leichter mit ihr umgehen.

Vorbereitung:

Nun, da wir nun die Probleme und Hürden zu Genüge erläutert haben, sollten wir uns auf die effiziente Ausführung der Übungen konzentrieren. Lassen Sie die Sorgen für einen Moment links liegen, denn es folgt nichts Kompliziertes oder Besonderes, das Sie erlernen müssen, um das Absolute Qi Fitness Programm auszuführen. Allerdings gibt es einige Dinge die Ihnen helfen können:

Perfekte Mentalität:

Genau wie jede andere Aktivität, die Ihnen von innen heraus helfen soll, ist es wichtig, mit einer guten Mentalität an die Sache heranzugehen, die so friedlich und positiv ist wie möglich. Allerdings müssen Sie vor der Ausübung der Absoluten Qi Fitness weder meditieren, noch sonst eine Entspannungsübung durchführen. Versuchen Sie einfach, in Ihrem Geist die klare Absicht zu erzeugen, für die nächsten 15 Minuten klar und konzentriert sein zu wollen. Das ist all die Vorbereitung die Sie brauchen, denn wenn das Qi erst einmal zu fließen beginnt, wird es immer einfacher, sich zu konzentrieren. Denn wir achten vor allem auf jene Dinge, die uns ein gutes Gefühl bescheren. So einfach ist das.

Platz:

Für die Übungen brauchen Sie weder Equipment noch einen besonderen Raum. Jeder Ort oder Platz reicht aus, an dem Sie friedlich und in Ruhe Ihren Übungen nachgehen können, denn Sie müssen weder springen noch rennen. Vier Quadratmeter reichen für die Übungen völlig aus. In einem normalen Haus reicht der Raum in einem kleinen Büro völlig aus, solange genügend Licht und frische Luft vorhanden sind. Das Wichtigste ist, dass Sie in den nächsten 15 Minuten nicht gestört werden können.

Qi-Atmung:

Im Absoluten Qi Fitness Programm verwenden wir Zwerchfellatmung. Diese ist die effektivste Atmung für ein solches Programm. Für all jene, die noch nie etwas über Qigong oder Atemübungen gelesen haben folgt eine kurze Beschreibung.

Zwerchfellatmung ist eine sehr einfache und natürliche Art der Atmung – Neugeborene sind das beste Beispiel. Es gibt viele Bücher zum Thema der tiefen Atmung, obwohl die Technik eigentlich ganz einfach ist:

- Berühren Sie den Gaumen mit Ihrer Zungenspitze und lassen sie diese dort ruhen.
- Atmen Sie alle Luft aus Ihrer Lunge aus, um sich vorzubereiten.
- Atmen Sie langsam durch die Nase ein.
- Drücken Sie Ihren Bauch langsam heraus, damit die unteren Bereiche Ihrer Lunge sich mit frischer Luft füllen können.
- Wenn Ihr Bauch vollständig ausgestreckt ist (Ihr Zwerchfell ist dabei nach unten gedrückt), füllen Sie nicht den oberen Teil Ihrer Lunge mit Luft, sondern...
- Atmen Sie langsam durch den Mund wieder aus während Sie Ihren Bauch zusammenziehen und Ihr Zwerchfell nach oben drücken.

Die Atemtechnik sollte keine Verkrampfungen hervorrufen, sondern entspannt und ruhig vonstatten gehen. Je nachdem wie sehr Sie sich auf die

Atemtechnik konzentrieren und wie häufig Sie diese anwenden, wird Ihnen diese Atmung früher oder später ganz natürlich vorkommen. Sehr bald werden Sie feststellen, dass Sie diese Technik immer dann anwenden, wenn es Ihnen an Energie fehlt, Sie Stress oder Angst haben, oder sich in einer ungewöhnlichen Situation wiederfinden.

Wiederholung:

Beginnen Sie mit acht Wiederholungen (oder halten Sie die Position für 8 Sekunden). Beide Seiten, jede Übung. Wenn sie alle Übungen gut beherrschen können Sie selbst entscheiden, ob Sie bestimmte Übungen verstärkt einsetzen möchten. Ihr Körper wird Ihnen genau sagen ob er mehr braucht oder nicht. Normalerweise fühlen sich Menschen bei 12-15 Sekunden sehr wohl. Indem Sie die Anzahl an Wiederholungen oder Sekunden erhöhen, erhöht sich natürlich nach und nach auch die Zeit, die Sie für das Programm insgesamt benötigen. Gleichzeitig erhöhen sich auch die Vorteile des Programms. Es liegt natürlich ganz bei Ihnen, wie viel Zeit Sie für das Programm einräumen wollen. Sie sollten aber Folgendes wissen:

- Sie sollten die Wiederholungen nicht einführen, bevor Sie das Absolute Qi Fitness Programm vollständig gelernt haben und sich mit den Übungen absolut sicher fühlen.
- Die durchschnittliche Anzahl der Wiederholungen während des Lernprozesses liegt bei 8.
- Die durchschnittliche Anzahl der Wiederholungen bei regelmäßiger Ausübung liegt bei 12 bis 15.
- Erhöhen Sie die Wiederholungen nicht auf über 30. Wenn Sie denken dass Sie mehr Kraft brauchen, legen Sie lieber zwei Sets pro Tag ein.

Die beste Zeit für das Programm:

Für fast jeden ist die beste Zeit um das Programm auszuführen am Morgen – Morgens kann der größte Effekt erreicht werden und der starke Energiefluss kann Sie den ganzen Tag über begleiten.

Sie können auch Mittags oder im Nachmittagsbereich das Programm ausführen, wie es viele Menschen tun. Allerdings sollten Sie bedenken, dass viele Menschen Probleme beim Einschlafen bekommen, wenn sie die Übungen vor dem Zubettgehen ausführen. Versuchen Sie, immer mindestens zwei Stunden zwischen dem Absoluten Qi Fitness Programm und Ihrer Schlafenszeit zu lassen – ich glaube nicht, dass Sie eher einschlafen können.

Wie Oft:
Das Absolute Qi Fitness Programm kann jeden Tag völlig problemlos ausgeführt werden. Die meisten entscheiden sich dafür, das Programm 4 bis 5 Mal pro Woche durchzuarbeiten. Aus meiner Erfahrung kann ich sagen, dass drei Übungen pro Woche auch noch akzeptabel sind, aber dass weniger Wiederholungen Ihre Resultate um ein Vielfaches verlangsamen wird.

Einige Regeln:

,Regeln' ist wahrscheinlich das falsche Wort, es gibt aber einige Dinge auf die Sie achten sollten, während Sie diese Übungen ausführen:

1. Arbeiten Sie sich langsam von Position zu Position. Keine schnellen oder plötzlichen Bewegungen sind nötig.
2. Bei beidseitigen Übungen sollten Sie immer mit der linken Seite beginnen und mit der rechten Seite aufhören.
3. Atmen Sie während des ganzen Programmes tief und natürlich (am besten verwenden Sie dafür die zuvor beschriebene Zwerchfellatmung).
4. Immer: Lassen Sie Ihre Zunge zu jeder Zeit Ihren Gaumen berühren.

Der nächste Punkt, den ich für den Wichtigsten halte, kann auch zu den ,Regeln' gezählt werden. Ich nenne ihn den **,Sweet Spot':**

,Regel' oder keine Regel, zunächst müssen Sie verstehen was es ist, dann können Sie Ihren ,Sweet Spot' selbst finden. Dies ist sehr wichtig, aber nicht sonderlich schwierig.

Beim ‚Sweet Spot' geht es um die Intensität der Dehnung. Wenn Sie sich dehnen, entsteht ein Schmerz. Zu viel Schmerz ist schlecht, denn Ihr Körper schaltet in den Notfallmodus und die Vorteile der Übungen können nicht erlangt werden. Es geht in dem Programm um Entspannung und Dehnung und damit einhergehend um einen starken Energiefluss. Andererseits kann es sein, dass Sie sich, wenn Sie gar nichts spüren, nicht weit genug dehnen oder Sie so dehnbar sind, dass Sie keinen Schmerz verspüren können. Selbst wenn Sie in einigen Bereichen Ihres Körpers sehr dehnbar sind, werden Sie an einigen Stellen mehr spüren als an anderen – das ist ganz normal.

Sie sollen sich so dehnen, dass Sie kurz vor der Schmerzgrenze sind, Sie sollten niemals so weit gehen, dass Sie es nicht auch länger aushalten könnten. Wenn Sie das tun, wird ein gegenteiliger Effekt hervorgerufen. Wenn sich die Muskeln entspannen, können Sie Ihren ‚Sweet Spot' genau dort finden, wo Sie einen bestimmten, ‚angenehmen' Schmerz verspüren. Von diesem Punkt an können

Sie mit der Zeit etwas weiter gehen. Lesen
Sie bitte zunächst die vollständige
Anleitung für jede Übung und versuchen
Sie an alles zu denken, um in den Genuss
aller Vorteile zu kommen. Wenn Sie bei
einigen Dingen unsicher sind, werden Sie
in späteren Kapiteln einen Link zu einem
Video finden http://chi-
powers.blogspot.cz/2013/07/video.html ,
das Ihnen die Übungen noch einmal
erklärt.

Absolute Qi Fitness Übungen:

Übung 1 - Knöchelrotation

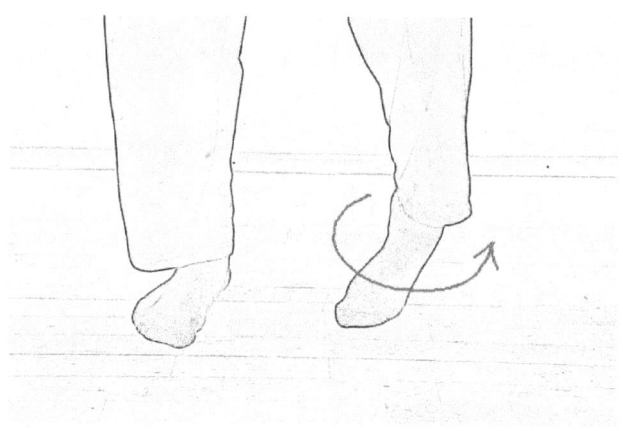

Stehen Sie mit geradem Rücken schulterbreit auf dem Boden. Stellen Sie den Fuß des einen Beines auf die Zehenspitzen und drehen Sie Ihren Knöchel nach außen. Behalten Sie dabei Ihr Körpergewicht auf dem anderen Fuß, sodass Sie ausladende, weite Kreise drehen können. Beginnen Sie mit 8 Wiederholungen, beginnend mit dem linken Fuß.

Denken Sie daran:

Berühren Sie mit der Zungenspitze Ihren
Gaumen.
Atmen Sie tief und natürlich.

Übung 2 – Dehnung für den Schenkelbeuger

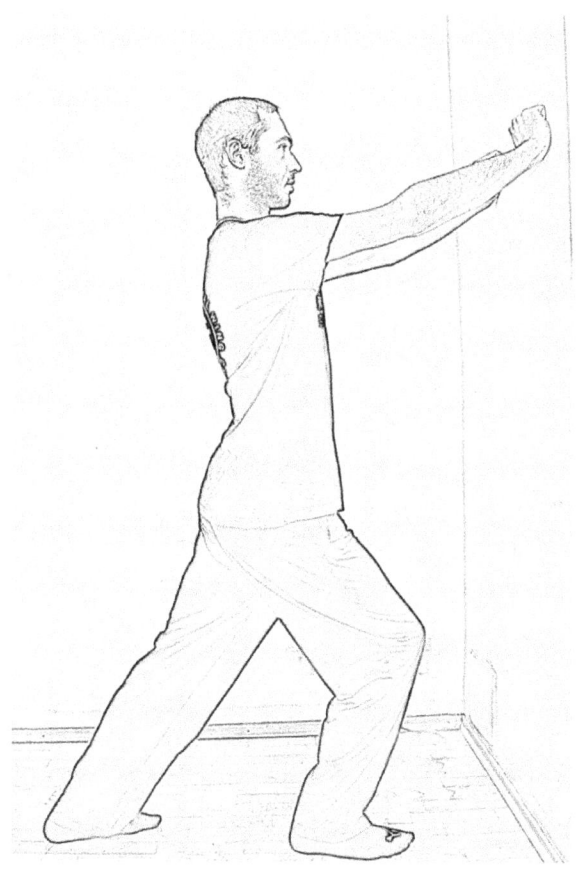

Diese Position erlaubt eine maximale Dehnung des Schenkelbeugers und der Wadenmuskulatur. Um die Übung noch zu

verstärken, können Sie einen Widerstand
verwenden gegen den Sie Ihre Arme
stemmen (eine Wand, eine Tür, oder einen
Partner), die Übung kann aber auch ohne
diesen Widerstand durchgeführt werden.

Denken Sie daran:

Berühren Sie mit der Zungenspitze Ihren
Gaumen.
Atmen Sie tief und natürlich.

Übung 3 – Kinn zum Knie

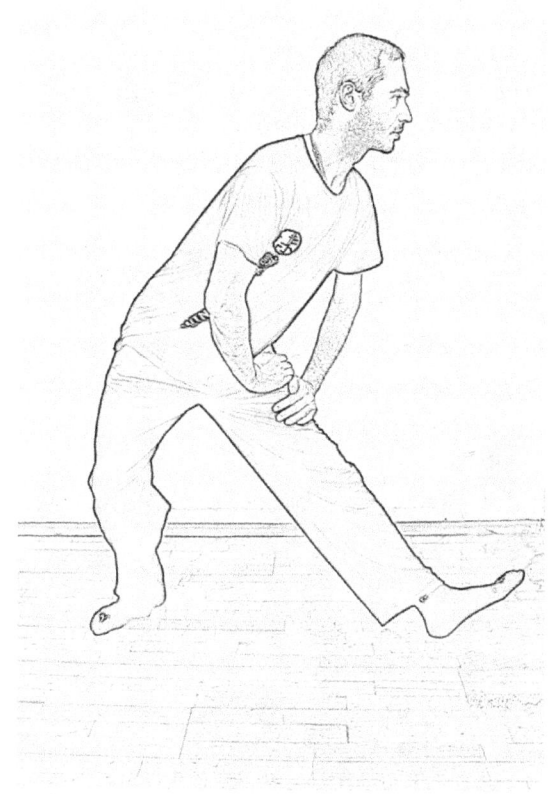

Stellen Sie Ihre Füße in die ‚T-Position'–
mit den Zehen Ihres linken Fußes gerade
nach vorn ausgerichtet und dem rechten
Fuß in einem 90 Grad Winkel etwas über

schulterbreit daneben. Ihr Blick und Ihre Schultern sollten in Richtung des rechten Fußes ausgerichtet sein.

Die linke Handfläche sollte etwas unterhalb Ihres linken Knies liegen, die rechte Hand etwas oberhalb. Beginnen Sie dann damit, Ihr Kinn so nah wie möglich zu Ihrem Knie zu bewegen.

Heben Sie Ihre rechte Hand in die Höhe, während Sie Ihr Gewicht auf die linke Hacke fokussieren. Drücken Sie dabei Ihre Zehen nach oben während Sie Ihr Kinn zum Knie drücken.

Finden Sie Ihren ‚Sweet Spot'. Halten Sie diese Position für 8 Sekunden.
Wiederholen Sie dasselbe auf der rechen Seite.

Denken Sie daran:

Berühren Sie mit der Zungenspitze Ihren Gaumen.
Atmen Sie tief und natürlich.
Übung 4 – Balancierende Hüftdehnung

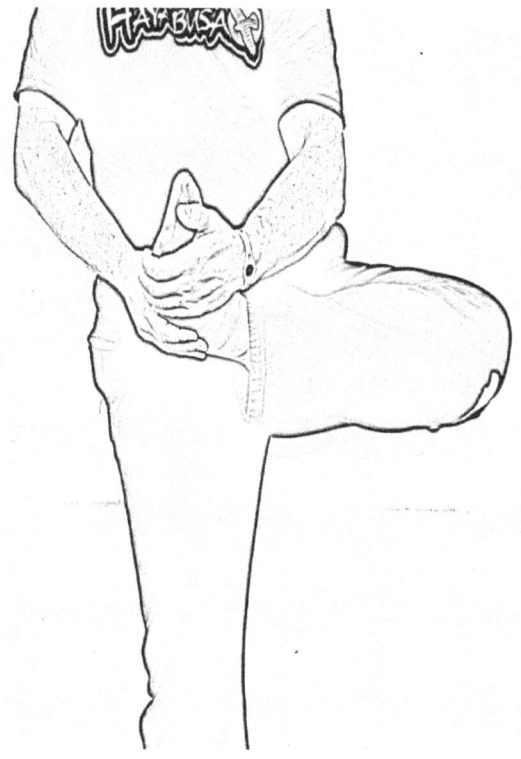

Heben Sie Ihr Bein an, während Sie Ihren
linken Fuß mit beiden Händen festhalten.
Halten sie dabei Ihren Oberkörper und vor
allem Ihre Wirbelsäule gerade. Wenn Sie
Probleme mit dem Gleichgewicht
bekommen, können Sie Ihren Rücken
anlehnen.

Halten Sie die Position 8 Sekunden an.
Wiederholen Sie die Übung dann für die

rechte Seite.

Denken Sie daran:

Berühren Sie mit der Zungenspitze Ihren
Gaumen.
Atmen Sie tief und natürlich.

Übung 5 – Balancierende Beindehnung

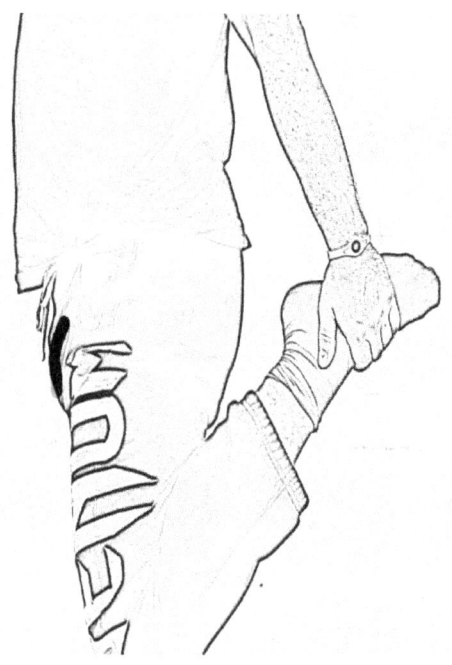

Knicken Sie Ihr Bein wie auf dem Bild gezeigt und dehnen Sie es. Bewegen Sie Ihr Knie so weit es geht nach hinten. Sie können sich dabei an einem Partner, der Wand oder einem anderen Gegenstand festhalten, um das Gleichgewicht zu halten.

Halten Sie die Position 8 Sekunden lang.
Wiederholen Sie dasselbe auf der rechten
Seite.

Denken Sie daran:

Berühren Sie mit der Zungenspitze Ihren
Gaumen.
Atmen Sie tief und natürlich.

Übung6 – Laufsimulation

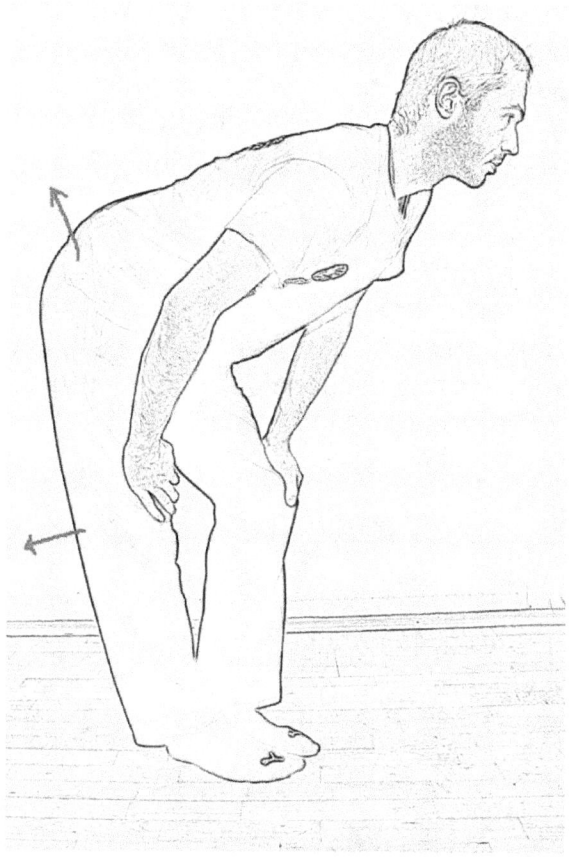

Halten Sie Ihre Füße zusammen und Ihre
Knie gerade. Beugen Sie sich vor und legen
Sie beide Handflächen auf Ihre Knie.

Während Sie 80% Ihres Körpergewichtes auf ein Bein legen, halten Sie dieses so gerade wie möglich, während Sie sich leicht zur anderen Seite beugen, wie beim Laufen. Die Hüfte auf der Seite des gedehnten Beines bewegt sich ganz natürlich nach oben und dehnt so alle Muskeln im Hüftbereich und im unteren Rücken.

Wechseln Sie die Seiten alle 2-3 Sekunden. Wiederholen Sie die Übung 8 Mal und schreiten Sie dann sofort zu der nächsten Übung fort, ohne dabei Ihre Position zu verändern.

Denken Sie daran:

Berühren Sie mit der Zungenspitze Ihren Gaumen.
Atmen Sie tief und natürlich.

Übung6 a) – Extreme Dehnung bei der Laufsimulation

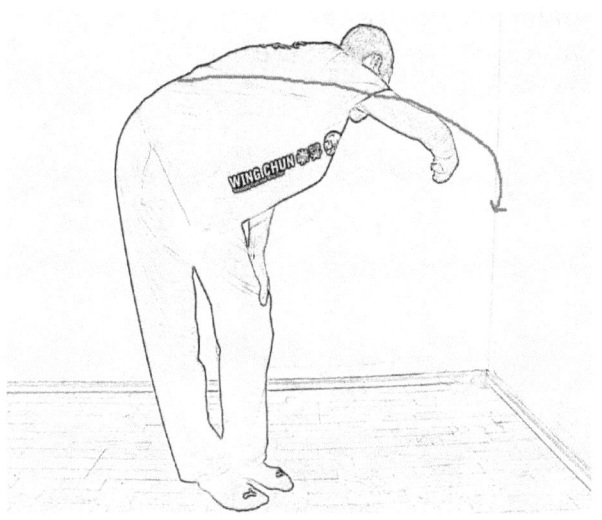

Halten Sie Ihr rechtes Knie durchgestreckt und strecken Sie Ihren rechten Arm wie gezeigt so weit Sie können zur linken Seite Ihres Körpers aus. Probieren Sie aus, welcher Winkel bei Ihnen die größtmögliche Dehnung hervorruft.

Wechseln Sie nach einer Dehnung von 2-3 Sekunden immer wieder die Seiten.

Denken Sie daran:

Berühren Sie mit der Zungenspitze Ihren Gaumen.
Atmen Sie tief und natürlich.

Übung7 – Dehnung des unteren Rückenbereichs

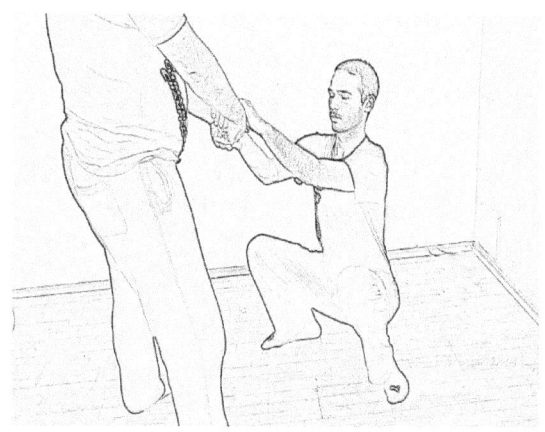

Für diese und die nächste Übung werden Sie Hilfe benötigen. Wenn Sie keinen Partner haben, suchen Sie sich eine Tür, einen Tisch oder einen Haken, irgendetwas, das einen Teil Ihres Körpergewichtes halten kann.

Stehen Sie gerade mit den Füßen schulterbreit und den Zehen nach vorne zeigend. Halten Sie Ihren Rücken gerade und bewegen Sie sich langsam in die auf dem Bild abgebildete Position. Wenn sie diese Position erreicht haben, entspannen Sie Ihren Rücken und Ihre Hüfte. Dabei sollten Sie sich nicht an Ihren Partner oder den Gegenstand hängen, sondern Ihrem Körper das Dehnen beider Seiten Ihrer Wirbelsäule und im unteren Rückenbereich überlassen.

Halten Sie diese Position 8 Sekunden an. Stehen Sie langsam und mit geradem Rücken wieder auf.

Denken Sie daran:

Berühren Sie mit der Zungenspitze Ihren Gaumen.
Atmen Sie tief und natürlich.

Übung8 – Dehnung der ganzen Wirbelsäule

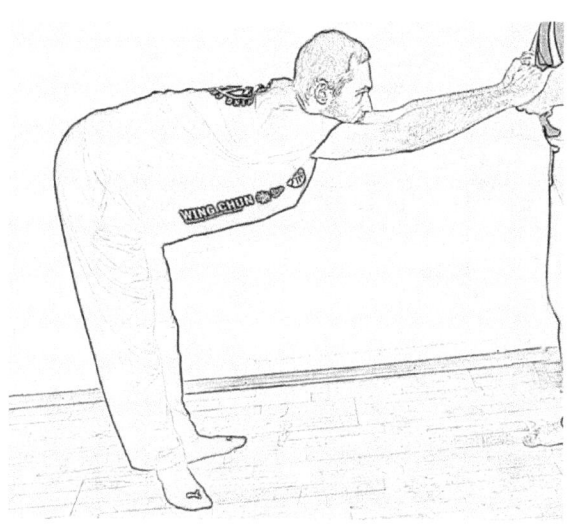

Für diese Übung benötigen Sie wieder die Hilfe eines Partners oder eines Gegenstandes. Bereiten Sie die Übung vor, indem Sie mit den Füßen ein ‚V' bilden. Ihre Beine sollten für diese Übung gerade gestreckt sein.

Beugen Sie Ihren Oberkörper nach vorn, sodass er parallel zum Boden ist und dehnen Sie ihn vollständig. Ihr Blick sollte auf Ihre Hände gerichtet sein. Halten Sie diese Position 8 Sekunden lang an.

Denken Sie daran:

Berühren Sie mit der Zungenspitze Ihren Gaumen.
Atmen Sie tief und natürlich.

Übung 9 – Dehnung des inneren Oberschenkels

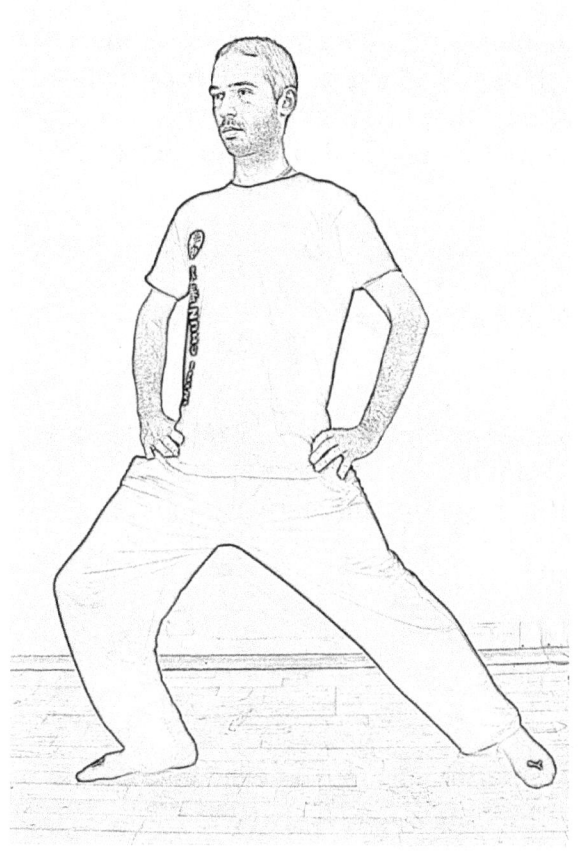

Stellen Sie sich etwas weiter als

schulterbreit hin. Legen Sie Ihre Hände an die Hüften. Bewegen Sie sich wie abgebildet, um Ihre inneren Oberschenkel zu dehnen.

Dehnen Sie jede Seite für 2-3 Sekunden. Erhöhen Sie langsam den Druck und die Intensität der Dehnung. Wiederholen Sie die Dehnung 8 Mal auf jeder Seite.

Denken Sie daran:

Berühren Sie mit der Zungenspitze Ihren Gaumen.
Atmen Sie tief und natürlich.

Übung 10 – Dehnung der seitlichen Hüfte

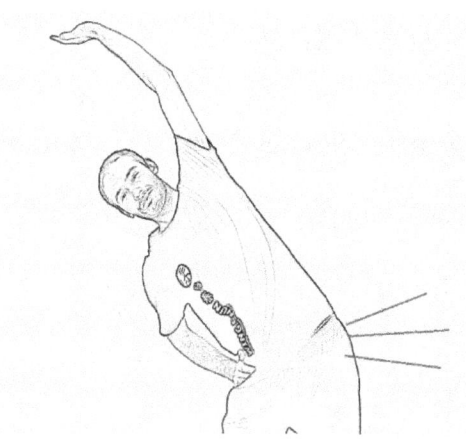

Diese Übung wird auch in vielen anderen Programmen verwendet, Sie kennen sie wahrscheinlich schon gut. Es gibt allerdings einen wichtigen Unterschied. Während Sie Ihre Seiten dehnen, probieren Sie, den richtigen Winkel mit Ihren Hüften zu finden.

Das bedeutet nicht, dass Sie sich nur gerade von rechts nach links bewegen, sondern Ihre Hüften in einem Winkel bewegen und Ihrem Körper dadurch die

Winkel anbieten, die alle Muskeln der
Hüfte besonders gut dehnen.

Denken Sie daran:

Berühren Sie mit der Zungenspitze Ihren
Gaumen.
Atmen Sie tief und natürlich.

Übung 11 – Hüftkreise

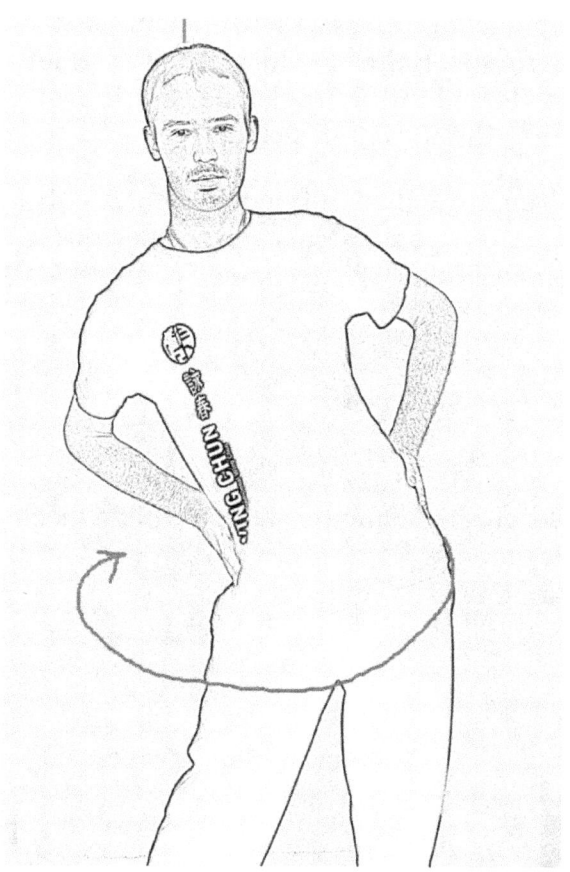

Dies ist eine klassische Übung, die Sie wahrscheinlich schon gut kennen.

Allerdings gibt es einige kleine Unterschiede. Lassen Sie Ihre Hüften kreisen und erhöhen Sie langsam den Umfang der Kreise/ der Intensität der Dehnung. Halten Sie Ihren Kopf an einer Stelle und Ihre Wirbelsäule gerade. Nur Ihre Hüften sollten sich drehen.

Drehen Sie Ihre Hüften langsam, 3 Mal nach links und 3 Mal nach rechts bildet einen Zyklus. Wiederholen Sie dies 8 Mal.

Denken Sie daran:

Berühren Sie mit der Zungenspitze Ihren Gaumen.
Atmen Sie tief und natürlich.

Übung 12 – Dehnen für Rücken & Nacken

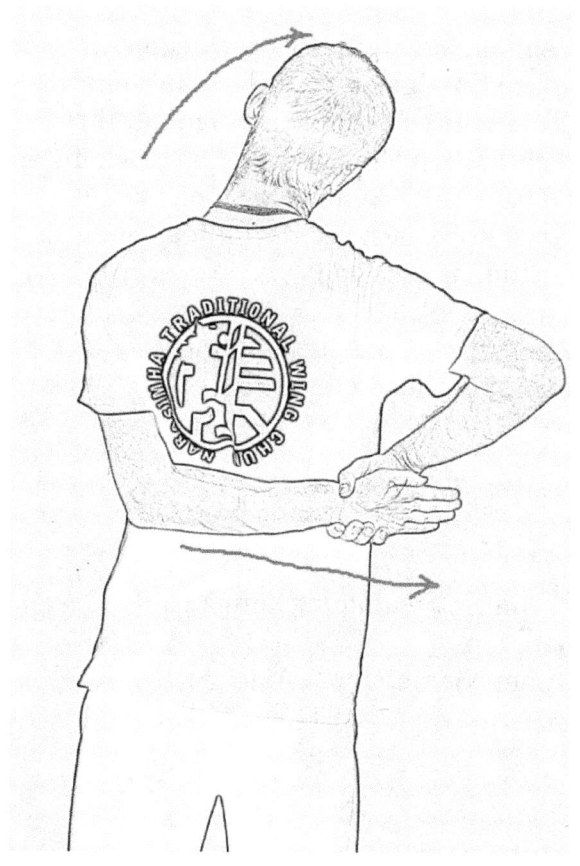

Diese Übung ist für viele am Anfang ein wenig verwirrend. Im Video wird die

Übung daher vollständig vorgemacht. Falls Sie keine Internetverbindung verfügbar haben, können Sie die Übung trotzdem gut verstehen und durchführen.

Nehmen Sie hinter Ihrem Rücken Ihr linkes Handgelenk in die rechte Hand. Ziehen Sie so sehr Sie können mit Ihrer rechten Hand an Ihrer Linken, nach unten und zur Seite. Lehnen Sie gleichzeitig Ihren Kopf nach rechts. Halten Sie diese Position 8 Sekunden an.

Wiederholen Sie diese Übung auf der gegenüberliegenden Seite.

Denken Sie daran:

Berühren Sie mit der Zungenspitze Ihren Gaumen.
Atmen Sie tief und natürlich.

Übung 13 – Dehnung des oberen Rückens

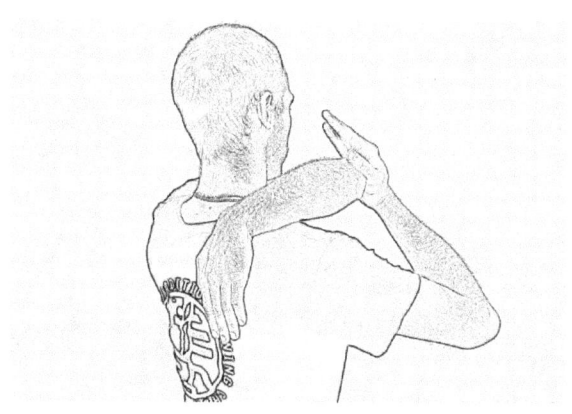

Legen Sie Ihre Linke Hand über Ihre rechte Schulter. Drücken Sie mit Ihrer rechten Handfläche mit so viel Druck wie möglich gegen Ihren linken Ellbogen. Halten Sie diese Position für 8 Sekunden. Danach wiederholen Sie die Übung auf der anderen Seite.

Denken Sie daran:

Berühren Sie mit der Zungenspitze Ihren

Gaumen.
Atmen Sie tief und natürlich.

Übung 14 – Dreifache Schulterdehnung

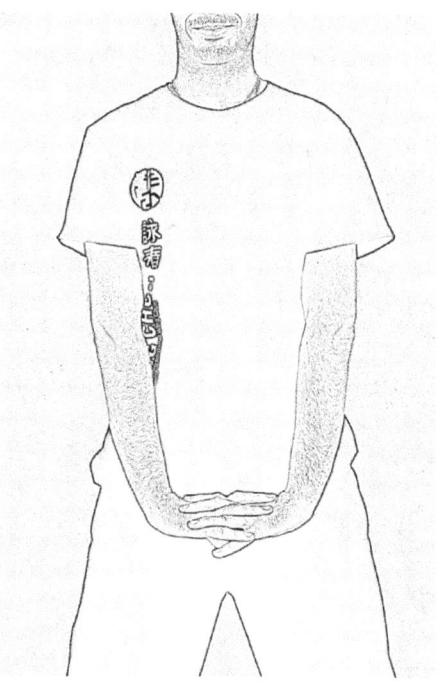

Stellen Sie sich gerade und mit den Füßen schulterbreit hin. Verschließen Sie Ihre Handflächen wie auf dem Bild gezeigt nach unten. Versuchen Sie nun, mit den Händen den Boden zu berühren, ohne dabei den Rücken zu knicken oder die Beine zu beugen. Halten Sie diese Position 8 Sekunden an.

Heben Sie dann Ihre Hände über Ihren
Kopf, wie auf dem Bild unten zu sehen ist
und halten Sie die Position 8 Sekunden an.
Entspannen Sie gleichzeitig Nacken und
Schultern so sehr wie möglich.

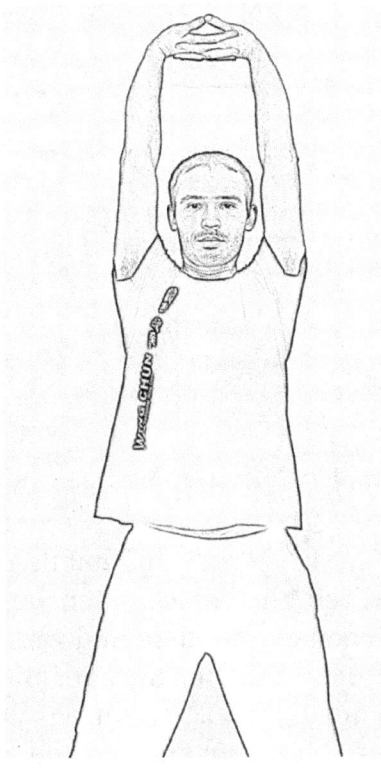

Wechseln Sie dann die Position Ihrer
Hände so wie auf dem Bild unten gezeigt

84

ist und drücken Sie die Handflächen aneinander, um Ihre Seiten zu dehnen. Halten Sie auch diese Position 8 für Sekunden.

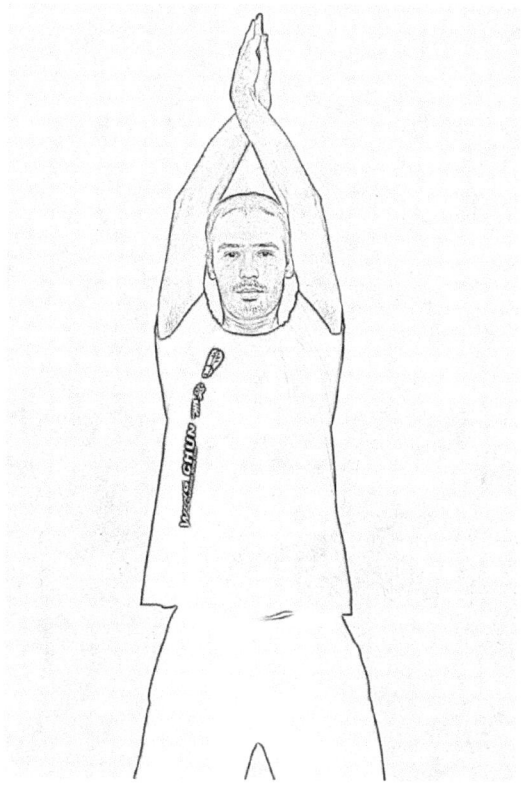

Nehmen Sie dann Ihren linken Ellbogen mit der rechten Hand wie auf dem Bild unten zu sehen ist und drücken Sie ihn

nach unten, währen Sie Ihre linke Hand
auf Ihren Rücken legen. Halten Sie diese
Position einige Sekunden an, bevor Sie
dieselbe Übung auf der anderen Seite
wiederholen.

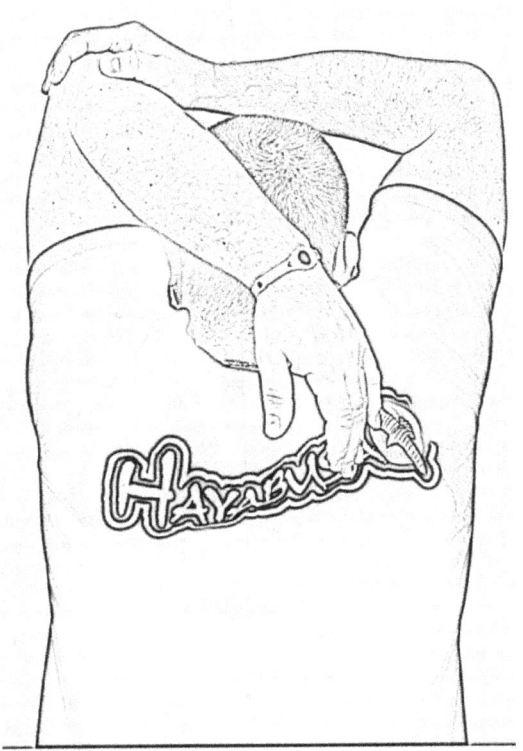

Lassen Sie dann Ihre Arme langsam
wieder sinken.

Denken Sie daran:

Berühren Sie mit der Zungenspitze Ihren
Gaumen.
Atmen Sie tief und natürlich.

Übung 15 – Dehnung mit der Handinnenfläche nach unten

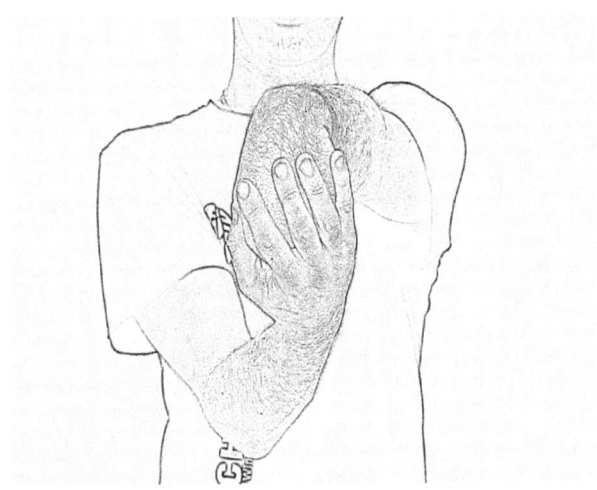

Stellen Sie sich mit geradem Rücken und den Füßen schulterbreit aufgestellt hin. Halten Sie Ihre Arme gerade ausgestreckt vor sich. Drücken Sie mit der rechten Hand Ihre Linke nach unten und ziehen Sie diese zu Ihrem Körper hin, während der Ellbogen gestreckt bleibt. Halten Sie diese Position 8 Sekunden.

Wiederholen Sie dasselbe mit der anderen Hand.
Denken Sie daran:

Berühren Sie mit der Zungenspitze Ihren
Gaumen.
Atmen Sie tief und natürlich.

Übung 16 – Dehnung mit der Handinnenfläche nach oben

Stellen Sie sich mit geradem Rücken und den Füßen schulterbreit hin. Halten Sie Ihre Arme gerade ausgestreckt vor sich. Ziehen Sie mit der rechten Hand die Finger Ihrer linken Hand nach hinten, während der Ellbogen gestreckt bleibt. Halten Sie diese Position 8 Sekunden.

Wiederholen Sie dasselbe mit der anderen Hand.

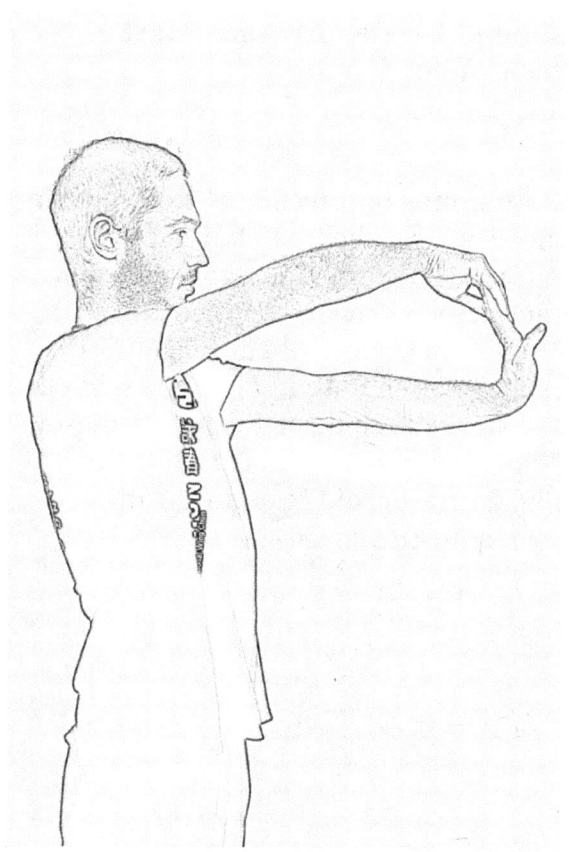

Denken Sie daran:

Berühren Sie mit der Zungenspitze Ihren Gaumen.
Atmen Sie tief und natürlich.

Sifu William Lee

Übung 17 – Vier ‚Energie Boost'
Positionen

Diese Übung unterscheidet sich von den
anderen. Es ist keine Dehnübung für Ihre
Muskeln, sondern eine Übung, die den
Energiefluss erweitert. Wenn Sie das
Programm bis hier hin durchgeführt
haben, fließen Blut und Energie schnell
und stark durch Ihren Körper. In dieser
Übung müssen Sie sich darauf
konzentrieren, die Energie aus Ihren
Armen fließen zu lassen.

‚Energie' 1.

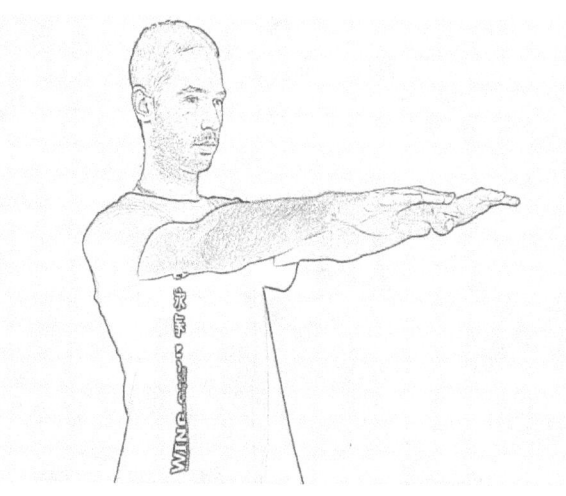

Bei dieser Übung hilft es vielen wenn sie sich vorstellen, dass ihre Arme Schläuche von Feuerwehrleuten sind. Stellen Sie sich vor, dass sie die Energie leiten und quasi herausschleudern. Fokussieren Sie sich auf einen Punkt oder ein Objekt vor Ihnen, auf das Sie die Energie ‚schießen' können und zielen sie einfach darauf mit dem starken Energiefluss, der aus Ihren Fingern entweicht.

‚Energie Boost' 2.

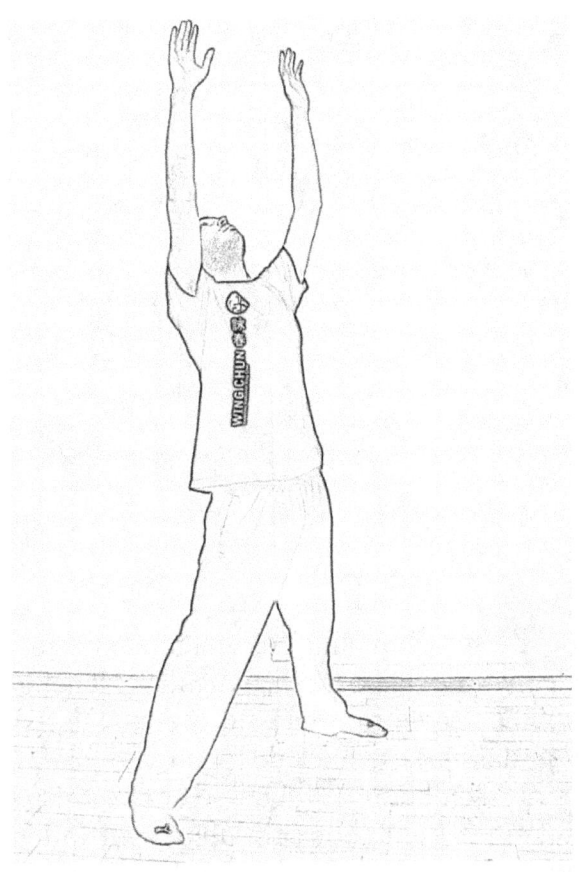

‚Energie Boost' 3.

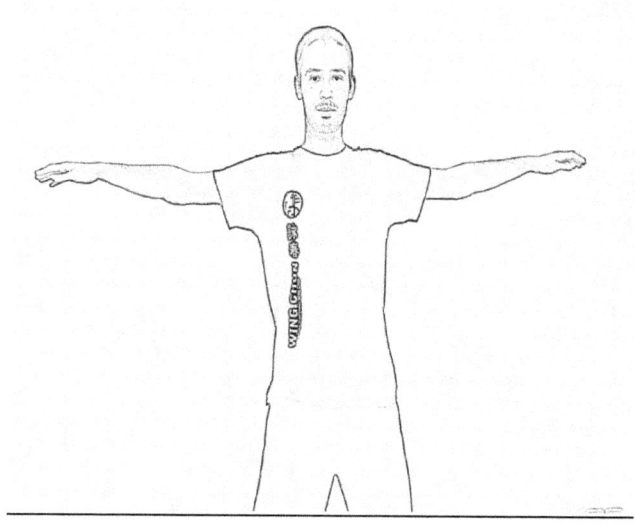

‚Energie Boost' 4.

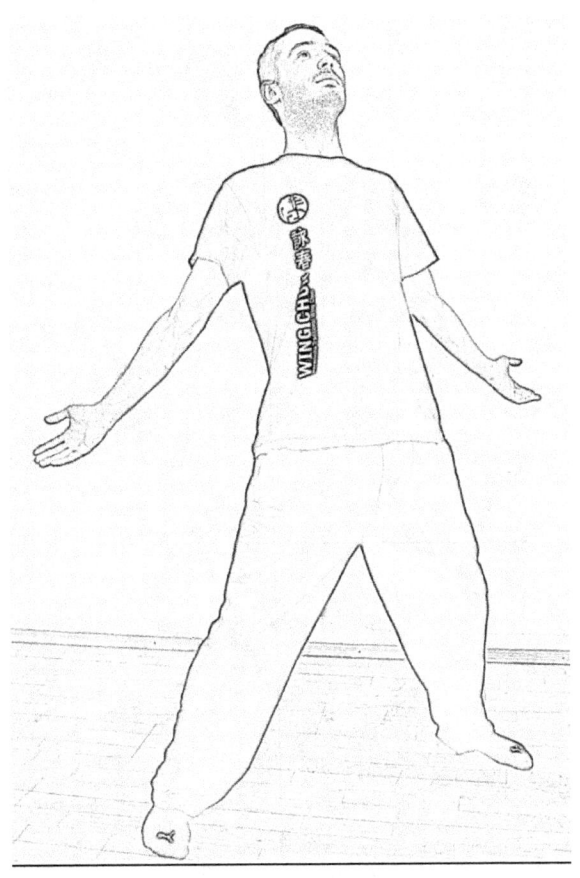

Denken Sie daran:

Berühren Sie mit der Zungenspitze Ihren
Gaumen.
Atmen Sie tief und natürlich.

Sifu William Lee

Übung 18 –Zentrierung –‚Energiekugel'

Dies ist die letzte Übung. Sie sollte
immer als letztes durchgeführt werden,
selbst wenn Sie nicht die Zeit für ein
ganzes Programm haben. Natürlich wird
es empfohlen, alle Übungen
hintereinander durchzuführen, wenn Sie
aber welche auslassen müssen, sollten Sie
auf keinen Fall auf diese hier verzichten.
Als eine Zentrierungsübung sammelt es
die Lebensenergie im Energiezentrum
Ihres Körpers.

Zentrierung – ‚Energiekugel' –
Position 1.

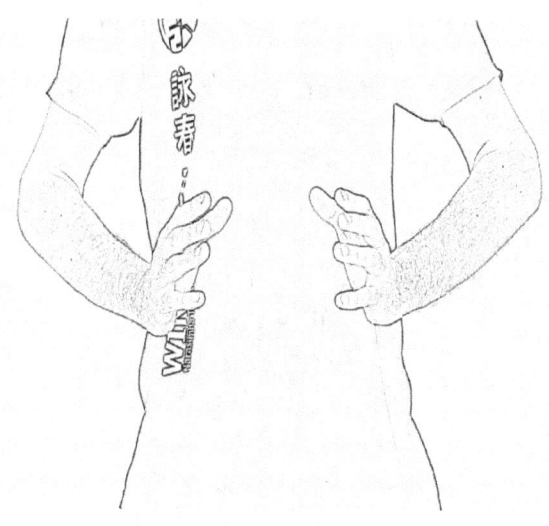

Stellen Sie sich bequem in die
Position die auf dem Bild gezeigt wird.
Ihre Hände sollten sich zwischen Ihrem
Solarplexus und dem Schambein befinden.
Mit langsamer Bewegung sollten Ihre
Handflächen zueinander hin und
voneinander weg gedrückt werden.
Achten Sie dabei auf die Empfindung, die
Sie zwischen Ihren Handflächen spüren
können. In dem Moment, in dem Sie etwas
spüren (warm, kalt, ein besonderer Druck
oder irgendetwas anderes), haben Sie

Ihren ‚Sweet Spot' gefunden und können in dieser Position verbleiben.

Konzentrieren Sie Ihre Aufmerksamkeit auf den Raum zwischen Ihren Handflächen und beginnen Sie, einen Energieball mit Ihren Händen zu formen. Sie sollten Ihre Vorstellungskraft benutzen (ein Ball aus scheinendem, weißem Licht funktioniert normalerweise sehr gut) und sollten mit jedem Atemzug mehr Kraft in diesen Ball bringen.

Halten Sie diese Position für acht Atemzüge. Gehen Sie dann zur nächsten Position über.

Absolute Qi Fitness

Zentrierung – ‚Energiekugel' – Position 2.

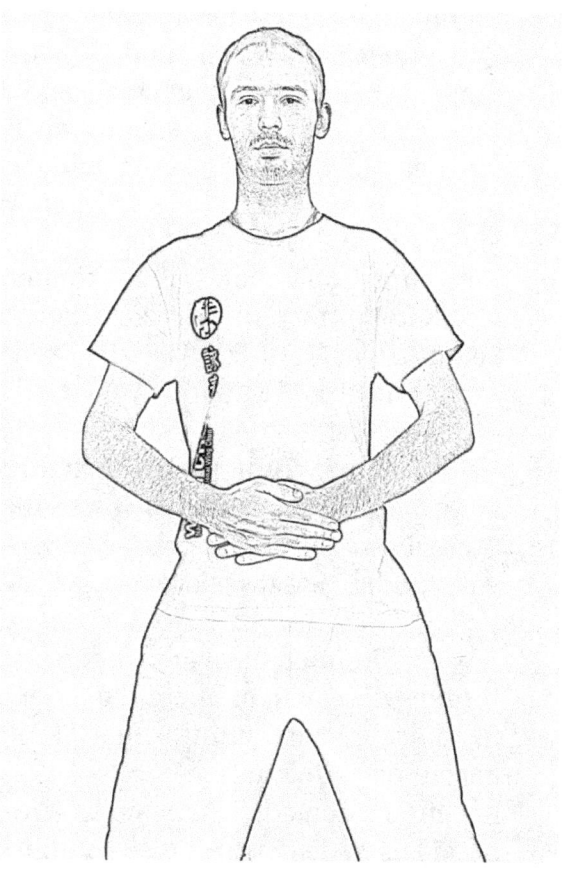

Legen Sie Ihre Handflächen auf den
Tan Tien – den Druckpunkt, der sich

direkt auf der Mittellinie Ihres Körpers befindet, ungefähr 3-4 Zoll unterhalb Ihres Bauchnabels. Die linke Hand sollte den Punkt direkt bedecken, die rechte Handfläche die linke schützen.

Konzentrieren Sie sich auf diesen Tan Tien Punkt. Da Sie Ihren Bauch während der Atmung sowieso bewegen müssen, haben die meisten Menschen kein Problem damit, den Fokus auf diese Stelle zu legen. Wenn Sie doch ein Problem mit der Konzentration haben sollten, können Sie mit dem Daumen Ihrer linken Hand einige Sekunden auf den Tan Tien drücken, was Ihnen sicher helfen wird.

Wenn Sie Ihre ganze Konzentration aufgebaut haben, halten Sie diese für 8 Atemzüge aufrecht. Ihre Energie wird sich vollständig hier zentrieren.

Sie können das vollständige Übungsvideo von meinem Blog hier bekommen. Dies ist mit keinerlei Aufwand verbunden. Sie müssen nichts herunterladen oder installieren. Wenn Sie beim Lesen des Buches nicht online sind, können Sie auch meinen Blog www.chi-powers.blogspot.cz oder qigongsolutions.com zu einem anderen

Zeitpunkt besuchen und dort das Total Chi Fitness Video finden und sich anmelden. Wir senden Ihnen dann einen Link zu. Aufgrund von Anti-Spam Regeln kann es bis zu einer Stunde dauern, bis Sie Ihre E-Mail mit dem Link zum Absoluten Qi Fitness Video bekommen. Vielen Dank.

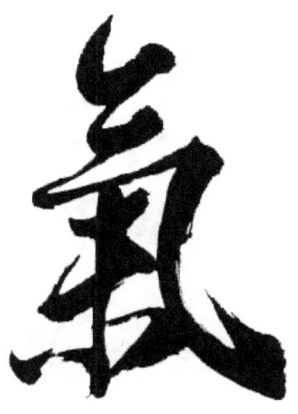

Fazit:

Mit den Fotos und dem Video kann jeder dieses Absolute Qi Fitness Programm innerhalb kürzester Zeit verstehen. Die Lernkurve dieses Programms ist folglich sehr kurz. Bevor Sie beginnen, haben Sie eventuell einige Zweifel, wie zum Beispiel diese hier:

„Wirklich nichts Besonderes hier. Es sieht zu einfach aus. Kann das Programm so viel leisten, wie dieser Typ behauptet?"

Lassen Sie sich von solchen falschen Annahmen oder Hürden nicht davon abhalten, dieses Absolute Qi Fitness Programm durchzuführen.

Vorhersage:

Um Sie weiter zu inspirieren möchte ich Ihnen eine kurze aber realistische Vorhersage machen, was Sie erwartet wenn Sie mit diesem Programm beginnen:

- Sie werden nach maximal 5 Zyklen beginnen, viele Vorteile und positive Effekte aus diesem Programm ziehen zu können.
- In den ersten drei Wochen in denen Sie das Absolute Qi Fitness Programm diszipliniert ausführen, also mindestens drei Mal pro Woche, wird Ihr Energiefluss sich in seiner Stärke verdoppeln. Sie werden erhebliche Entlastung von Müdigkeit, Schmerz, gesundheitlichen Störungen etc. erfahren.
- Nach drei Monaten disziplinierter Durchführung des Absoluten Qi Fitness Programms (ordentlich und mindestens drei Mal pro Woche) werden sie sich Ihr Leben nicht mehr OHNE dieses Programm vorstellen können!

Der Grund für diese Vorhersage ist nicht, dass ich einen ‚Hype' erschaffen möchte. Offensichtlich haben Sie dieses

Programm schon erworben. Ich möchte nur sicherstellen, dass Sie dieses Buch und das Video (http://chi-powers.blogspot.cz/2013/07/video.html) auch verwenden, sodass Ihre Gesundheit und Ihr Wohlergehen Ihre sportliche Leistung und alle anderen Aspekte des Lebens eine Chance haben, sich zu verbessern und ihr ganzes Potenzial zu erreichen.

Mein Versprechen:

Sie mögen glauben dass es nicht nötig ist, dass ich Ihnen etwas verspreche, und wenn Sie so denken, gebe ich Ihnen Recht. Allerdings glaube ich, dass einige Leser einen etwas stärkeren ‚Schubser' in die richtige Richtung brauchen. Deshalb gebe ich Ihnen ein persönliches Versprechen im Fazit dieses Buches.

Ich verspreche dass Sie, wenn Sie diese Übungen richtig erlernen und mindestens drei Mal pro Woche durchführen:

• Sich nicht mehr so fühlen, als würden Sie

Ihre Zeit und Arbeit verschwenden.

• Von der Effektivität der Übungen überrascht sein werden.

• Mit den vielen Vorteilen des Absoluten Qi Programms mehr als zufrieden sein werden.

• Sich alle versprochenen Vorteile langsam einstellenwerden, einer nach dem anderen, mit steigender Kraft der Qi Energie, und sich nach und nach alle Energieblockaden aus Ihrem Körper entfernen werden und (vorausgesetzt Ihr Lifestyle steht den Effekten des Programms nicht im Weg) Sie werden daher...

• ...schlußendlich ein ausgeglichenes Leben mit Gesundheit und Wohlbefinden führen können, bei dem Ihre Leistung maximiert ist.

Ist das mal ein Versprechen?

Und wenn Sie wirklich keine15 Minuten Zeit am Tag haben, wenn Sie nach etwas Kürzerem oder ‚praktischerem' suchen, können Sie mein Programm Auftanken mit 5 Minuten Chi-Übungen ausprobieren. Es ist eine kraftvolle Behandlung der Druckpunkte, das nur ein Drittel der Zeit

benötigt (eine Runde dauert ungefähr 5-6 Minuten).
Nun liegt es an Ihnen. Ihnen und Ihren Liebsten wünsche ich Gesundheit, Wohlstand und Wohlergehen.

Hochachtungsvoll,

William Lee

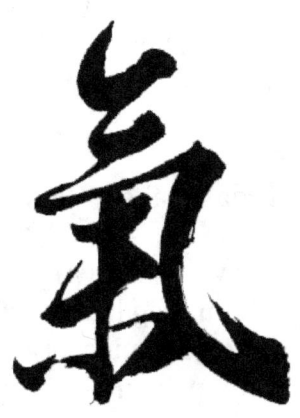

Absolute Qi Fitness

Sifu William Lee

Urheberrecht und Haftungsbeschränkung

Der Autor und die Verleger dieses Buches geben keinen medizinischen Ratschlag aus, noch verschreiben Sie die Verwendung von jedweden Techniken oder Behandlungen für Gesundheitsprobleme oder jedwede Arten medizinischer Probleme ohne den Rat eines Mediziners,

weder direkt, noch indirekt. Es ist die
Absicht dieses Buches, ausschließlich
allgemeine Informationen anzubieten. Alle
bestimmten Probleme sollten Ihrem
Doktor gemeldet werden. Wenn Sie sich
dazu entschließen, diese Informationen
für sich selbst zu nutzen, übernehmen der
Autor und die Verleger keine
Verantwortung dafür.

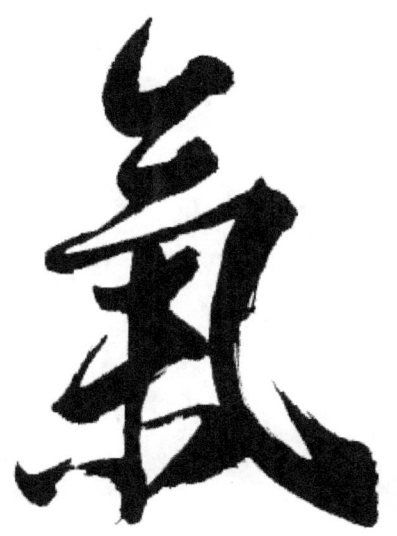

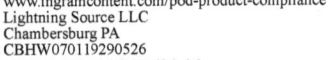